MÉTHODE

ET

TRAITEMENT

DU

Docteur GUILLAUME DE RONVAL

FONDATEUR DE

L'INSTITUT DYNAMOTHÉRAPIQUE DE FRANCE

Créé pour la vulgarisation de

LA MEDECINE NATURELLE

(900ᵉ MILLE)

PRIX : 2 FRANCS

61, Rue Blanche, 61

9ᵉ ARRONDISSEMENT.

PARIS

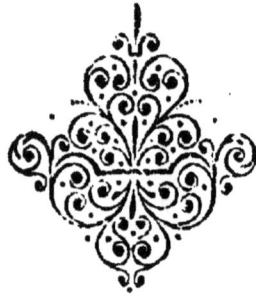

« *A l'avenir, chacun pourra être son propre médecin* »

GUÉRISON PROMPTE ET RADICALE
DE TOUTES LES MALADIES
Aiguës ou Chroniques, dites Incurables

MÉTHODE

ET

TRAITEMENT

DU

Docteur GUILLAUME DE RONVAL

FONDATEUR DE

L'INSTITUT DYNAMOTHÉRAPIQUE DE FRANCE

Créé pour la vulgarisation de

LA MÉDECINE NATURELLE

(900ᵉ MILLE)

PRIX : 2 FRANCS

61, Rue Blanche; 61
9ᵉ ARRONDISSEMENT
PARIS

LE DOCTEUR
GUILLAUME DE RONVAL G.O. ✱O✱O✸∧✸O✸✸

FONDATEUR

Professeur libre de Pathologie générale
De la Faculté de Médecine de Paris
Professeur de Clinique
Ancien Interne en Médecine et en Chirurgie des Hôpitaux
Ex-Médecin en chef des Hôpitaux M^{res}
SPÉCIALISTE
Membre de l'Académie Nationale
Et de la Société Française de Statistique universelle
**Membre de l'Académie Littéraire, Artistique et
Scientifique de France**
Lauréat de la Société des Hospitaliers Sauveteurs Bretons
Chargé des Cours techniques
Membre de la Société Nationale d'Encouragement au bien
De la Société des anciens Officiers
MEMBRES DE LA LÉGION D'HONNEUR
Organisateur des Cours d'Ambulancières, etc., etc.
Grand-Officier de l'Ordre du Mérite Littéraire, Artistique
et Scientifique de France
Officier de la Légion Militaire de Saint-Maurice, etc., etc.

LE DIRECTEUR

Reçoit les Mardis et Jeudis, de 2 heures à 5 heures

EN SON HOTEL DE

L'INSTITUT DYNAMOTHÉRAPIQUE de FRANCE

61, Rue Blanche, 61

PARIS

Les autres jours de la semaine, sont consacrés aux visites en
ville et en province ; pour cela, écrire au Docteur, qui fixera le jour
et l'heure.

**Voir aux pages 138 et suivantes les facilités et con·
ditions pour le traitement par correspondance.**

PRÉFACE

« La Médecine actuelle a dévié de ses voies naturelles, elle a perdu son noble but : celui de guérir. »

AMÉDÉE LATOUR (*Science médicale*).

Est-il spectacle plus navrant que celui qui nous est offert par les maladies de toutes sortes qui sévissent sur l'humanité ?

Lorsque l'on cherche à se rendre compte des efforts qui, jusqu'à nos jours, ont été tentés pour y remédier, on est effrayé du peu de progrès que les différentes écoles, les diverses médecines scolastiques, ont pu réaliser dans le courant des siècles ; et cela, disons-le, malgré la science profonde et le dévouement des maîtres. Le nombre des maladies déclarées incurables par ces derniers eux-mêmes dépasse toute vraisemblance. D'un autre côté, en ce qui concerne les maladies que l'on guérit, ou que l'on est censé guérir, c'est avec des moyens tellement contradictoires que l'on obtient ce résultat, que l'on ne saurait dire si le malade n'a pas guéri malgré le Médecin et s'il n'y aurait pas eu avantage à abandonner la maladie à elle-même, aux seules forces de la nature, plutôt que de lui infliger pareils traitements.

Du reste, les vieux praticiens en conviennent volontiers quand ils sont en veine de franchise.

Et que de fois le Médecin consciencieux n'est-il pas arrêté dans ses recherches par la multiplicité des systèmes et des méthodes qui, tour à tour, ont dirigé la pratique médicale !

Que de fois le doute et la désespérance sont entrés dans notre âme en voyant que ce qui était vérité en deçà, était erreur au delà ; que l'enseignement de la veille était détruit par celui du lendemain !

Que de non-sens!
Que d'erreurs!!
Que de préjugés!!!
Tel est l'avis d'illustres maîtres :

« Quelles oppositions, quelles contradictions se ma-
« nifestent pour le mode de traitement, pour le choix
« des remèdes! »   (DOCTEUR TOMASSI.)

Ecoutons l'illustre Broussais :

«... Que l'on contemple les suites de cette torture mé-
« dicinale, les cris de douleur, les physionomies mena-
« çantes, hideuses, le souffle brûlant de tous ces infor-
« tunés qui sollicitent un verre d'eau pour étancher la
« soif qui les dévore, sans pouvoir obtenir autre chose
« qu'une nouvelle dose du poison qui les a réduits à ce
« cruel état... »

Et le célèbre docteur Perchier qui s'écrie :

« Puisque votre littérature médicinale n'est qu'un
« nécrologe (catalogue des morts), qu'elle n'enregistre
« que des décès, qu'elle n'apprend donc plus au monde
« que le pourquoi et le comment les ex-malades sont
« morts, à quoi cela vous sert-il d'être savants ? à dire
« en deux volumes que les ex-malades sont morts, et
« dans quel état ils étaient après leur mort ! N'est-il
« pas déplorable que l'art de guérir ne devienne que
« celui de décrire les cadavres ! »

Partout nous ne voyons que contradictions, et pourtant il s'agissait d'une chose sainte entre toutes les
choses saintes, d'une science ayant, plus que toutes les
autres, besoin de clarté et de précision ; car le but de
cette science, c'est la conservation de l'homme et son
triomphe sur la douleur et la misère!

. . . .

Or ce que la médecine officielle n'a jamais pu faire,
la **Médecine naturelle**, *la Dynamothérapie* l'obtient,
et cela par des moyens tellement simples, tellement
rationnels, et en même temps d'une application si facile,
qu'il ne saurait y avoir d'hésitation possible.

C'est donc avec une conviction absolue que nous affir-
mons que, là où échouent toutes les méthodes scolas-
tiques, nous réussissons ; les malades qu'elles laissent ou
font mourir, nous les guérissons.

Consacrant tous nos instants à l'étude des infirmités humaines, nous n'établissons nos raisonnements que sur des faits certains. — C'est pour vous mettre en état de prononcer vous-mêmes que nous vous offrons ce travail, avant-coureur d'un traité plus complet, et résultat de notre longue expérience, et des observations qui nous sont acquises, je dirai depuis bientôt *un siècle*, si l'on veut admettre que je suis l'œuvre et l'élève, le disciple et le continuateur de mon vénéré grand-père dans l'arène où depuis de longues années je suis venu lutter :

Utilité !
Vérité !
Charité !

Tel est notre programme.

C'est donc pour nous un devoir de nous adresser à tous, aux médecins aussi bien qu'aux malades, et de leur dire : Venez à nous ! Venez à nous, puisque la médecine officielle ne vous donne aucune satisfaction, aucune guérison ; venez à nous, car nous seuls avons les moyens efficaces, infaillibles, de vous rendre ou vous conserver la santé.

Que risquez-vous d'ailleurs ?

Il ne saurait rien vous arriver de pire que si vous restiez entre les mains de ceux-là même qui sont obligés de confesser leur impuissance. Et, dans tous les cas, nous ne pourrions faire plus mal que tous vos fanatiques de drogues qui vous empoisonnent l'organisme et rendent finalement toute guérison impossible, si vous n'en mourez pas.

Il est temps enfin de supprimer les drogues infectes, les breuvages nauséabonds et dangereux donnés à l'à-peu-près.

De même de vos amateurs à outrance d'opérations sanglantes avec couteaux, gouges, maillets, fers rouges et autres procédés barbares.

Et cependant, tous les grands chirurgiens en renom, arrivés à la fin de leur carrière, ont assuré que l'opération sanglante des tumeurs, surtout des cancers, ne leur avait donné que déceptions.

Citons : Desault, Boyer, Bayle, Dupuytren, Broca, Nélaton, etc.

Velpeau, un des grands chirurgiens de Paris, a pu déclarer qu'il avait opéré plus de *deux mille* tumeurs, et sur ce chiffre en avoir guéri à peine *vingt*.

Le professeur Billroth, un autre grand chirurgien, affirme que l'opération guérit à peine *trois* malades sur *cent*.

« Opérer une tumeur n'est pas la guérir ; c'est comme
« le bois coupé dont on laisse les racines : il se déve-
« loppe avec plus de force que jamais. »

(Dupuytren.)

« On est de plus en plus savant et de moins en moins
« médecin... On cherche la petite bête au microscope,
« on germanise, et les malades vont comme ils peuvent,
« guérissent quand il plaît à Dieu et meurent sans savoir
« pourquoi. »

(Marchal, *de Calvi*.)

La médecine officielle décrit 1,100 formes de cancer et n'en sait pas guérir un seul.

Que le cancer soit spongieux, fibreux ou gélatineux ; qu'il se présente sous la forme de squirrhe, de sarcome, de leucome, de carcinome, qu'il soit jugé néoplasme, hétéroplastique, ou toute autre sentence de mort douloureuse, cela n'intéresse pas le malade ; il paraît qu'au moyen de ces épouvantables mots (selon la coutume chinoise), on prétend effrayer le cancer !

Il est étrange de voir qu'au milieu du grand mouvement de notre belle civilisation, on s'est occupé seulement de ce qui est accessoire, et non pas de ce qui est principal, qui consiste, comme tout le monde le sait, à guérir. C'est au prix de fatigues, de science et d'études énormes qu'on est parvenu à décrire, à classifier une maladie que l'on ne peut ni ne sait guérir !...

Tous les 1,100 noms qui font épouvante, se réduisent, pour la Dynamothérapie, à un seul : **le Cancer** : c'est-à-dire une suprême corruption du sang qui se manifeste, dans la plupart des cas, sous la forme d'une tumeur.

La même farce que la médecine officielle ou académique joue pour le cancer, elle la joue aussi pour le choléra, de même que pour l'influenza. Ce sont des bacilles, dit une célébrité de la médecine d'Etat.

— Ce sont des microbes ! dit une autre célébrité.

— Non pas, s'écrie une troisième célébrité, on ne doit pas dire microbes, mais macrobes.

Il y a quelqu'un qui soutient que le choléra, ou l'influenza, consistent dans des *virgules*, quelque autre qui soutient que ce sont des *points et virgules*. Je crois que ce sont pour tous des *points d'interrogation !*

Qui, prétend qu'ils sont apportés par des mouches; qui, les considère comme contagieux ; qui, soutient qu'ils ont leur siège dans l'air vif des montagnes; qui, dans l'air lourd des vallées. Mais quelle science!

Et le remède? Au milieu d'une si grande confusion, la science officielle, quel remède nous a-t-elle donné?...

Elle voit son édifice s'effondrer ; mais comme l'homme d'Horace, elle reste impavide, attendant que la dernière pierre soit tombée sur le sol de son imperturbable indifférence !

C'est que l'école, elle, est matérialiste : elle ne voit de maladie que dans la lésion matérielle confirmée. En vain la prostration, tant physique que morale du malade, indique la *lésion vitale*; elle cherche la petite bête : le microbe, le bacille en virgule, les streptocoques, et autres coques; elle le cultive dans des bouillons appropriés; elle les colore; elle les classe ; elle les étiquette comme des objets d'histoire naturelle.

En vain la **Médecine naturelle lui crie** : « Prenez garde ! le feu couve, il va éclater ! » Elle fait la sourde oreille! — Il lui faut le diagnostic; que lui importe le pronostic si admirablement posé par le père de la médecine!...

Et puis, quand il n'y a plus à douter que les signes matériels sont là; quand elle a percuté, ausculté et circonscrit le mal par des lignes dénonciatrices, elle se prélasse dans les méningites, les péricardites, les péritonites, et tous les *ites* qui, pour elle, sont la science.

Elle fait de l'expectation armée, c'est-à-dire par des moyens qui ne seraient que risibles, s'ils n'étaient lugubres !

Venez donc à nous, car vous comprenez déjà qu'en employant simplement les forces naturelles que la prévoyante nature a mises à la portée de tout être vivant, en vous indiquant les moyens de les utiliser, de les appliquer, la *Médecine naturelle*, ou *Dynamothérapie*, est la médecine de l'avenir, de même qu'elle est la médecine du présent et qu'elle a été celle de tous les esprits sensés et de bonne foi!

Quant aux ouvrages écrits pour le public, ils ne répondent presque jamais à ses véritables besoins. Les questions de personnes, de doctrine, y tiennent une trop grande place ; chaque auteur n'a généralement qu'un but : faire dominer sa doctrine, quand il en a une à lui, sur celle des autres !

Ainsi l'*homœopathe* ne parle que de la doctrine de Hahnemann et ne considère la maladie et son traitement qu'au point de vue de l'homœopathie.

L'*allopathe* commence par jeter feu et flamme contre son confrère homœopathe et, comme lui, traite toutes les questions en faveur des idées et de la pratique *allopathiques*.

De même pour un célèbre chimiste aux travaux duquel je suis heureux de rendre hommage : je veux parler de *Raspail*.

De même encore pour les électriseurs, magnétiseurs, les éclectiques, les vitalistes, les matérialistes, les spiritualistes et les sectaires des médecines : empirique, mythologique, dogmatique, péripatéticienne, chimique, crépusculaire, mécanique, autocratique, physique, organique, philosophique, de l'excitabilisme...

Ouf! et j'en laisse.

Chacun de ces auteurs tourne dans un cercle vicieux qu'il croit être la vérité et ne peut pas en sortir.

Ce sont des partisans de l'*absolu* dans les *extrêmes*! c'est-à-dire ce qui n'existe pas et ne peut exister dans un monde où tout est relatif.

Quant aux sectes médicales, aux méthodes, ce sont autant de collections de bagatelles qui ne guérissent pas, parce que, depuis 3 ou 4 mille ans, aucune n'est parvenue au seul but de la médecine, c'est-à-dire *à la véritable guérison* et non à son simulacre, ce qui ne peut s'obtenir qu'avec une médecine qui renouvelle et purifie le sang.

Car, je me hâte de le dire, le véritable art de guérir ou de soigner les maladies ne se trouve pas plus dans l'allopathie « ou médecine des contraires », que dans l'homœopathie ou « médecine des semblables », et vous ne le trouverez pas davantage dans l'électrothérapie, ou médecine par l'électricité, dans la magnétothérapie, l'hydrothérapie et autres méthodes en *pie*.

Toutes ces méthodes, *employées seules*, n'ont qu'un tort, mais un tort considérable : c'est, un problème étant donné, de n'en résoudre qu'une partie, et souvent la moins importante : « Avant d'être homœopathe, allopathe, électricien, magnétiste, organicien, humaniste ou vitaliste, soyez tout simplement **médecin**, c'est-à-dire l'*humble servant*, et l'écolier docile de la nature », ai-je dit dans une de mes conférences, auxquelles assistaient beaucoup de jeunes confrères parmi quelques anciens.

Un mot, en terminant cette introduction, sur l'esprit qui dirige son auteur, comme il a toujours inspiré son aïeul le docteur A. Guillaume de Joinville : fils de ses œuvres, libre et indépendant de tout joug scolastique et professionnel, voulant avant tout la démonstration du **vrai** par les **résultats**, il a constamment usé, dans ses recherches et ses travaux, du splendide creuset philosophique légué à l'humanité par l'admirable sagesse du Christ : « *Aux fruits vous reconnaîtrez l'arbre.* »

Or, en médecine, les fruits se résument dans la guérison ; peu importe à l'auteur si les moyens qu'il faut employer sont indiqués par un professeur ou par un autre, par une doctrine ou par une autre, enfin, par une vieille ou par une jeune école !

Est-ce que la science doit être limitée au degré d'intelligence cachée sous la calotte d'une célébrité quelconque ?

Allons donc !

La science est fille du ciel ; elle a été allaitée par la liberté, et sa naissance la fait de droit universelle et infinie !...

Indépendance !
Responsabilité !
Charité !
Persévérance !

Voilà le flamboyant quaternaire qu'elle porte sur son front radieux.

TRAITEMENT SPÉCIAL

DE TOUTES LES MALADIES

Aiguës ou Chroniques (dites inourables)

PAR LA DYNAMOTHÉRAPIE

OU MÉDECINE NATURELLE

> « L'homme, ministre et interprète de la nature, ne peut agir ou s'instruire que par l'observation des faits et par les réflexions de son esprit. »
> (BACON DE VÉRULAM.)
> (*Novum Organum.*)

> « La véritable philosophie doit sucer, comme l'abeille, le suc de toutes les fleurs, se laisser guider par un instinct intérieur pour élever un édifice ingénieux et régulier. »
> (BACON DE VÉRULAM.)

La médecine naturelle ou **Dynamothérapie**, suivant son étymologie, est l'art de traiter ou de guérir les maladies, chroniques ou aiguës, par l'emploi *des forces naturelles* et en mouvement, c'est-à-dire : l'air, la lumière, l'électricité, les herbes, les plantes, etc.

Elle est une synthèse médicale, basée sur *l'action des forces naturelles dans leur double mouvement d'action et de réaction, sous l'immuable loi de l'analogie et de la similitude universelles.*

Cette doctrine, qui s'appuie sur les travaux des chercheurs de l'antiquité, des Alchimistes et des Spagéristes du moyen âge ; dont on trouve les éléments dans les œuvres remarquables d'Apollonius de Thiane, de Pythagore, d'Hippocrate et de Galien, de Crollius, de Bacon, du chevalier Digby, de Paracelse, de Van Helmont, de Planis Campy, l'illustre chirurgien barbier de Louis XIII, de Hahnemann, de Gall, de Stahl, de Mesmer, cette grande figure du siècle si peu connue même des hommes qui se disent ses disciples, et enfin de tous les chercheurs de l'occultisme, dégagés des servitudes de la scolastique : cette doctrine, disons-nous, vieille comme le monde dans ses aspirations, toujours vivante et moderne dans ses résultats, était appelée à terrasser l'hydre des affections chroniques, et à faire fusionner tous les systèmes de médecine qui se sont succédé depuis Hippocrate jusqu'à nos jours.

Elle tend une main aux grandes figures de l'antiquité, elle touche par elles aux dogmes mystérieux d'où découlent les religions actuellement existantes; comme tout ce qui est vrai, elle est multiple et simple, ouverte à tous les progrès, ne repoussant rien *à priori* et n'acceptant rien sans un examen sérieux...

D'où notre devise : **Ne daigne, ni ne dédaigne.**

Elle se pose, devant la nature, humble et soumise, écoutant religieusement sa grande voix, s'identifiant avec elle, ne cherchant pas à courber ses lois sous les caprices de son imagination !

Aux moyens d'investigation patronnés par les différentes écoles actuellement régnantes, elle ajoute ceux dont se servait l'antiquité, et ne repousse, quand elle veut chercher la cause des phénomènes morbides, ni la physiognomonie, ni la phrénologie, ni la chiromancie, sans pourtant attacher à ces arts d'observation plus d'importance qu'ils n'en méritent.

Comme on le voit, la **Dynamothérapie** ou **médecine naturelle** possède et sa philosophie et ses éléments pratiques; elle n'est pas absolue, parce qu'elle sait que rien n'est absolu ici-bas; elle ne repousse rien à la légère, parce qu'elle sait que nul ne possède exclusivement la vérité, et que ce que nous ignorons est à notre savoir ce que 100 est à 1 ; elle ne redoute ni la discussion ni le contrôle, elle se fait à toutes et à tous, utilisant tous les travaux des philosophes et des penseurs, et cherchant son bien dans toutes les écoles et sous toutes les latitudes.

C'est ainsi qu'aux moyens thérapeutiques que nous allons indiquer, nous devons ajouter, outre le magnétisme humain, la méthode transplantatoire des anciens, et les voyages aérostatiques, destinés à jouer un rôle très important dans certaines affections des voies aériennes et des organes du mouvement.

Ce n'est pas en épuisant le *principe vital* par des médicaments, des drogues de toutes sortes, et que l'immortel Bichat appelait : « des formules aussi bizarrement conçues que fastidieusement assemblées... »; ce n'est pas, disons-nous, en nageant dans ce chaos meurtrier que l'on peut conserver ou prolonger l'existence de l'homme, non ; et nous nous rangeons pleinement à l'avis du docteur Rouvier qui dit : « Je vous « invite, comme Bacon, à ne pas vous courber devant « des fantômes... ; souvenez-vous qu'il n'existe qu'une « bonne école médicale dirigée par un seul maître : la « nature, et toujours la nature. »

Le docteur A. Guillaume de Joinville, mon vénéré grand-père, a écrit : « Ils ont tous erré dans le prin- « cipe, les médecins, dès lors qu'ils ont voulu troubler « ou même toucher à l'ouvrage toujours admirable de « la nature. — Cet ouvrage est l'œuvre d'une intelli- « gence supérieure à laquelle il est bien permis de rendre « hommage, mais sur laquelle il ne sera jamais per- « mis de vouloir dominer.

« Les médecins peuvent bien, doivent même être ses « spectateurs, ses admirateurs et ses ministres, mais « jamais ses lacérateurs, jamais ses perturbateurs, « jamais ses tyrans. »

Car, dans le grand combat de la vie et de la mort, il ne faut être ni crédule ni sceptique, mais se dire que, si bien des choses sont impossibles à la faiblesse de l'homme, rien n'est impossible à cette admirable nature, si belle, si puissante, si divine et si simple dans ses enseignements !...

Tandis que le célèbre Hippocrate, le père de la médecine, que tous nous sommes heureux de consulter dans les cas difficiles, tandis qu'il employait *sept remèdes* ou *pratiques de l'âge d'or*, aujourd'hui il existe plus de vingt mille remèdes dont le charlatanisme a doté nos codex avec ou sans l'approbation de nos académies de médecine.

Chez nous, la thérapeutique s'égare de plus en plus dans les « essais », toujours renouvelés, des toxiques souvent les plus violents ; ou par contre, de substances hétéroclites et sans action, auxquelles le hasard ou la spéculation attribuent sans raison des propriétés merveilleuses. La liste des maladies nouvelles s'accroît de jour en jour, grâce à ce système, et la santé publique, battue en brèche chez les bien portants par la nécrophagie alcoolique, chez les malades par ce qu'on peut appeler « la fausse médecine », baisse d'une manière continue chez nous. La population et la nationalité diminuent rapidement et nous placent au dernier rang des peuples de l'Europe.

Cette manière d'apprécier la polypharmacie du jour n'est pas aussi nouvelle qu'on pourrait le croire. Sydenham, notamment, savant médecin anglais du siècle dernier, émettait un axiome auquel nos modernes feraient bien de se rallier, contenu dans ce qu'on appelle la « pharmacopée de Sydenham », avec laquelle il disait pouvoir faire toute la médecine : de l'*opium*, du *kina*, et une *lancette* ou un *purgatif*, un calmant, un tonique et un évacuant. C'est en effet le résumé de la thérapeutique, tout le reste n'étant, pour lui aussi, qu'une superfétation inutile, encombrante, ou même toxique, comme la « Polyph. des Poisons » ci-dessus.

« Le mal augmente et s'aggrave de jour en jour ; il « est grand temps de l'enrayer en adoptant la simple « thérapeutique d'autrefois, renouvelée, épurée et éclai- « rée par les découvertes modernes de la science, car « ce serait assurément là le plus puissant régénérateur « de l'humanité. »

Le Dr BONNEJOY (du Vexin).

La Médecine naturelle, ou Dynamothérapie, elle, emploie tous les agents *Dynamiques* qui existent à l'état naturel, et que l'homme est parvenu à asservir, à modifier, à transformer même, et à diriger suivant ses besoins. — Mais elle n'emploie exclusivement que les agents naturels, sans poisons pharmaceutiques, sans opérations sanglantes ni mutilations par le fer rouge, sans manœuvres ou procédés barbares :

L'**Eau,** soit chaude, soit froide (l'Hydrothérapie) ;

L'**Air,** les gaz et les vapeurs, comprimés ou non (Aérothérapie) ;

Les **Métaux** (Métallothérapie) ;

Le **Calorique** : le chaud et le froid ;

Les **Electricités** : statique, dynamique, électro-
magnétique, faradique, galvanique, végétale (électricité des plantes), etc. ;

Les **Forces psychiques** :

L'**Hypnotisme** : braidisme, suggestion, fascination ;

Le **Magnétisme** : hominal, animal, végétal et miné-
ral (les aimants) ;

L'**Astrologie**, la **Météorologie**, la **Climatologie** :
influence des saisons, des vents, des astres, de la
lune, etc. ;

Les **Plantes** : les herbes, les végétaux, tisanes, médicaments simples, etc., et des substances admises et
reconnues par tous comme inoffensives, telles que le
Phosphate de Chaux naturel, le **Sel d'Epsom, de Vichy**,
par exemple ;

L'**Hydrologie** : les eaux minérales soit naturelles, soit
reconstituées ;

L'**Hygiène** générale et individuelle ;

Le **Mouvement** : la gymnastique médicale ;

Le **Dynamisme** (V. **Disque Dynamique**, page 32),
cette force ou action de la matière (qu'elle soit l'attrac-
tion, comme dans la physique, l'affinité, comme dans la
chimie, l'excitabilité ou la force vitale, comme dans la
physiologie), qu'il faut savoir mettre à nu, développer,
dégager, isoler, unifier de façon à obtenir le développement des forces latentes médicamenteuses, de même
que l'on a su obtenir et faire croître en intensité des
forces latentes, comme les phénomènes électriques, ca-
loriques, lumineux, etc.

Ces agents peuvent être employés, selon les cas, seuls
ou associés, combinés entre eux de façon à mettre entre
les mains du praticien une puissance d'action considérable, lui permettant de faire face aux exigences d'une
thérapeutique véritablement synthétique, rationnelle,
physiologique et surtout utile.

Comme toute doctrine basée sur la vérité, la *Dynamothérapie* ou *médecine naturelle* aura eu ses contemp-
teurs, mais aussi ses admirateurs. Nous prenons les
premiers pour nous, et laissons les seconds à ceux qui,

comme eux (les admirateurs sincères), auront compris la grandeur de l'œuvre.

Mais alors serait-ce une médecine nouvelle, moderne ?

Non pas, mais au contraire la médecine de tous les temps et de tous les esprits sensés et de bonne foi, la médecine du passé, de même qu'elle est la médecine du présent et qu'elle est et sera celle de l'avenir, car la nature ne change point.

Il n'y a que les vaniteux, les ambitieux qui disent : « La médecine, c'est nous ! »

La médecine est l'œuvre de la nature, et non des hommes, — ceux-ci n'en sont que les instruments plus ou moins conscients ou inconscients.

Et puisque nous avons parlé d'Hippocrate, répétons avec lui et après lui : « L'art de la sagesse et celui de la médecine sont tout un. Tout ce que donne le premier, le second le met en usage : mépris de l'argent, modération, décence, honneur, bonté, affabilité, juste appréciation de toute espèce de besoin de la vie, courage contre les événements. Le vrai médecin néglige les moyens étrangers qui ne sont d'aucun secours pour la guérison des malades : il ne veut rien d'inutile ou de fantastique... »

Voilà ce que nous dit le grand nom d'Hippocrate et ce qui doit nous faire ranger sous sa bannière qui est celle de l'humanité.

Nous venons de voir quelles sont les prétentions de la **Médecine naturelle**, la **Dynamothérapie** : nous avons dit qu'elle s'appuyait sur les travaux de nos devanciers pour former une *synthèse médicale*, destinée à donner la clef des divergences qui existent dans les théories et les pratiques médicales.

Quitte à froisser les opinions de plus d'un confrère, nous n'avons pas craint de mentionner certaines sciences, certaines pratiques, encore inconnues ou inadmises par eux.

LES PLANTES

Leur récolte. — Moyens de les conserver. — Recettes de tisanes et manière de les préparer.

Le Docteur de Ronval, génie audacieux,
A su ravir enfin tous les secrets de Flore !!
Il guérit des mortels les maux pernicieux
Avec le suc des fleurs qu'elle aime à faire éclore.

G. DE HEDOUVILLE DE MERVAL, curé de Retheuil,
et TAILLEFONTAINE, avocat de Saint-Pierre et
membre de plusieurs Sociétés savantes.

Retheuil, le 12 juillet 1892.

Herbes. — Tisanes (nos tisanes concentrées Electro-Dynamiques). **— Médicaments simples.**

La médication que j'emploie est tirée du règne végétal, et ne peut, en aucun cas, nuire à la santé générale, ou remplacer une maladie par une autre souvent plus grave.

Dans les cas graves, alors même que l'affection particulièrement visée n'aura pas disparu complètement, le malade se trouvera toujours, à la fin du traitement. plus fort et plus aguerri contre le mal par un sang régénéré.

Mes traitements me sont personnels, et leur connaissance est le fruit d'analyses et de recherches longues et pénibles, commencées il y a bientôt *un siècle* par mon aïeul vénéré, le docteur A. Guillaume, médecin en chef de l'hôpital de Joinville, qui me les a léguées.

Je n'ai cessé, depuis, de les perfectionner chaque jour : mes **Tisanes concentrées Electro-Dynamiques**, par exemple, sont le résultat d'une expérience chèrement acquise, d'études, de recherches, de pratiques et d'observations faites en France comme à l'étranger, dans la clientèle aussi bien que dans les campagnes et les villes, tant sur les champs de bataille que dans les pays orientaux, au milieu des tribus indigènes, et dans les hôpitaux, tant civils que militaire, où, pendant de longues années, j'ai exercé les fonctions de médecin en chef.

Une étude plus approfondie de la question permet de reconnaître que l'unité de substance est une fiction quand il s'agit des plantes.

Ne voyez-vous pas que les plantes, par leurs racines, puisent dans le sol sur lequel elles vivent les sels qu'elles y rencontrent ? Ainsi, par exemple, chaque plante renferme un acide végétal, de l'huile volatile, de l'albumine, des alcaloïdes, etc. Ne savons-nous pas que le carbonate, que les cendres, que le sel sont de bons engrais, parce qu'ils fournissent aux herbes les matériaux de leur nourriture ?

Ignorez-vous que les unes contiennent des alcalins, comme la pariétaire ; que les varechs, les fucus renferment des iodures et des bromures, le cresson des sulfures, la saponaire et les bois de panama de la saponine, d'autres du phosphore, etc. ; ainsi de suite selon leur aptitude, le climat et la composition du terrain où elles ont vécu ?

La plante n'est donc pas un corps simple, mais bien un groupement qui, pour avoir été composé dans le grand creuset de la nature, n'en est pas moins un groupement.

Mais où pourriez-vous, en dehors d'elles, trouver une assimilation aussi parfaite de ces éléments, une médication mieux appropriée pour le corps humain ? Si vous réfléchissez, en outre, que les plantes tiennent de leur nature végétale et des sucs propres de leur tissu, des qualités émollientes, adoucissantes, rafraîchissantes, qui tempèrent souvent l'action irritante ou toxique des sels ou des alcaloïdes sur les organes, les font supporter par l'organisme, en assurent l'assimilation et la tolérance, vous reconnaîtrez avec moi que la médication végétale est supérieure à toutes les autres, puisque avec les mêmes vertus elle en possède d'autres non moins précieuses.

Et combien n'est-il pas consolant de savoir que l'on va être guéri, rafraîchi, régénéré avec des médicaments tels que l'*anis*, la *lavande*, l'*hysope*, l'*armoise*, l'*angélique*, l'*arnica*, vulgairement appelé le *tabac des Vosges*, la *sauge*, la *menthe*, la *mélisse*, le *myrte*, le *romarin*, la *verveine odorante*, etc. !

Mais l'étude des plantes, au point de vue de la guérison des maladies, est longue et pénible, ainsi que nous l'avons dit.

La série des plantes médicinales, comprenant seulement celles dont l'emploi est purement inoffensif, est tellement nombreuse qu'il nous a paru nécessaire de la subdiviser en douze sections, qui comprennent chacune une multitude de plantes à étudier (cette division est de mon aïeul, le docteur A. Guillaume de Joinville), savoir :

1. Plantes dépuratives ;
2. Plantes amères ;
3. Plantes purgatives ;
4. Plantes astringentes ;
5. Plantes pectorales ;
6. Plantes vermifuges ;
7. Plantes antispasmodiques ;
8. Plantes carminatives ;
9. Plantes sudorifiques ;
10. Plantes sédatives ;
11. Plantes antiscorbutiques ;
12. Plantes émollientes (pour cataplasmes).

Parmi ces douze sections, nous avons fait un triage judicieux des plantes qu'elles comportent, et nous nous sommes arrêté pour la pratique courante aux tisanes qui suivent et qui sont d'une grande efficacité.

Pendant de longues années, elles nous ont donné d'excellents résultats avant la découverte de nos **Tisanes concentrées Electro-Dynamiques.**

Mais il est certain qu'elles ont des inconvénients, ainsi que nous le disons plus loin.

D'abord, il n'est pas toujours facile de se procurer les plantes qui entrent dans leur composition, et s'il en manque *une seule*, l'effet n'est plus du tout le même ; ensuite leur préparation est longue et minutieuse, etc.

Quoi qu'il en soit, nous les tenons à la disposition des personnes qui en désirent.

En outre, nous faisons suivre ces formules de tisanes d'une instruction pour récolter, et conserver les plantes telles que la nature les met à notre disposition.

Plantes purgatives, rafraîchissantes, de santé

Globulaire.
Liseron des champs.
Spargelle (Genêt).
Sureau (2e écorce).
Pensées sauvages.
Rhapontic.
Bourguépine.
Foirolle annuelle.
Chicorée sauvage.
Irène, feuilles.

Verser sur une forte poignée de plantes purgatives et rafraîchissantes, (vingt grammes) un litre 1/2 d'eau à 80° environ

Laisser en vase clos pendant 6 h. et laisser évaporer au bain-marie, pour obtenir exactement un litre de liquide.

Une tasse ou deux le matin à jeun.

Plantes Vulnéraires

Buplèvre, toute la plante.
Arnica montana.
Scordium, feuilles.
Chasse-bosse.
Fougère royale.
Barbe de vieillard.
Sanicle, feuilles.
Bétoine.
Toute-Sainte.
Langue de Cerf.

Procéder comme pour les plantes pectorales.

Plantes Pectorales

Bourgeon de sapin.
Argémone, feuilles.
Aigremoine, id.
Pulmonaire officinale.
Primevère, fleurs.
Vipérine, feuilles.
Herbe aux Chantres, feuilles.
Rosée du Soleil.
Herbe de St-Jean.
Hysope.

Verser un litre d'eau bouillante sur une poignée de plantes pectorales (vingt grammes).

Laisser infuser pendant une 1|2 heure, passer à travers une étamine et laisser déposer soigneusement.

4 ou 5 tasses dans le courant de la journée.

Plantes Dépuratives

Salicaire.
Bardane, feuilles.
Douce-amère, tiges fendues.
Piloselle.
Tussilage, feuilles.
Fraxinelle.
Corydalie.
Saponaire, racine.
Nielle.
Bois-Gentil, feuilles.

Faire tout d'abord macérer, pendant 2 heures, dans un peu plus d'un litre d'eau froide.

Mettre ensuite sur le feu et porter à l'ébullition ; retirer du feu et laisser infuser pendant 2 heures encore.

Laisser déposer et tirer au clair.

Dose : une forte poignée de plantes pour un litre (vingt grammes).

1 verre le matin au réveil.

1 verre en se couchant

Plantes Aromatiques

Verveine odorante.
Narcisse des prés.
Bugle.
Lavande ambrée.
Sclarée.
Romarin.
Myrte.
Cataire.
Hypéricum perforé.
Thym.

Sur une forte poignée de plantes aromatiques, (vingt grammes), versez un litre 1|2 d'eau bouillante et laissez infuser en vase *hermétiquement clos* pendant une demi-heure.

Pour injections, lotions, lavages, bains, etc. (tout le paquet pour un grand bain).

Plantes Vermifuges

Balsamite odorante.
Tanaisie.
Absinthe, feuilles.
Ansérine (vermifuge).
Scutellaire.
Coraline noire.
Fougère mâle.
Aurone femelle.
Génépi blanc.
Grenadier (écorce de Rac.)
Santoline.

Mettre à bouillir une bonne pincée de plantes vermifuges (vingt grammes), avec un litre d'eau et faire réduire à un demi-litre de liquide.
Un petit verre tous les matins à jeun ou plus, suivant le cas.

Plantes Astringentes

Bistorte.
Ec. de chêne.
Saxifrage
Noyer, feuilles.
Tormentille.
Herbe à Robert.
Troëne.
Cynorrhodons.
Hépatique.
Herbe aux Charpentiers.

Mettre dans un poêlon en terre vernissée une bonne poignée de plantes astringentes avec un litre et demi d'eau claire.
Faire bouillir jusqu'à réduction à un litre.
Passer et tirer au clair.
Pour être employées, selon les cas, comme les plantes aromatiques.

Plantes Emollientes

Fromageon, feuilles.
Vigne rouge.
Jacobée.
Guimauve, feuilles.
Pariétaire, herbe de N.-D.
Pavots sans graines.
Mouron.
Seneçon.
Circée.
Roses pâles.

Verser sur les plantes (une forte poignée, vingt grammes) un litre 1|4 d'eau bouillante.
Laisser infuser pendant 3 heures.
Pour cataplasmes émollients, faire digérer jusqu'à consistance sirupeuse et couler dans de la gaze.

Plantes Diurétiques

(pour faire revenir les urines).

Rac. d'Asperge.
Pissenlit.
Pariétaire.
Queues de cerises.
Busserole.
Genièvre.
Fraisier.
Bourrache (fleurs).
Fenouil (semences).
Linaire.

Procéder comme pour les plantes dépuratives.
Cinq ou six grands verres dans la journée.

Plantes toniques reconstituantes

Acore odorant.
Fumeterre.
Croisette (toute la plante).
Filipendule   id.
Œil de Cheval (racine).
Trèfle d'Eau.
Angélique (racine).
Céanothe (feuilles).
Chausse-Trappe.
Variolaire.

Verser un peu plus d'un litre d'eau bouillante sur une poignée (20 gr.) de Plantes toniques reconstituantes. Laisser infuser pendant 2 heures en vase clos, passer à travers une étamine et laisser déposer soigneusement pour tirer au clair. Trois tasses par jour, 1/4 d'heure avant chaque repas.

Récolte des feuilles

Les feuilles doivent se récolter lorsque la végétation est dans toute sa force ; plus tard elles ont perdu beaucoup de leur valeur ; elles se cueillent par un temps sec, après le lever du soleil, et lorsque la rosée est dissipée.

Récolte des fleurs

Les fleurs se cueillent, pour la plupart, avant leur entier épanouissement. La rose de Provins se récolte en bouton. Quelques fleurs au contraire se cueillent après leur entier épanouissement, telles sont les violettes et les pensées ; il faut toutefois que cet épanouissement soit opéré depuis peu.

Les fleurs de romarin, de sauge, de thym, de lavande, se cueillent avec leurs calices, parce que c'est dans cet organe que réside l'odeur aromatique qui les distingue.

Les fleurs d'absinthe, de petite centaurée, d'hysope, de fumeterre, de caille-lait, sont cueillies avec les sommités de la plante.

En général, les fleurs que l'on veut conserver ne doivent être cueillies qu'après que la rosée est évaporée.

Récolte des écorces

Les écorces résineuses doivent être récoltées au printemps, quand les arbres commencent à être en sève ; les non résineuses en automne.

Récolte du bois

Le genévrier, le buis, le gui de chêne doivent être récoltés avant le développement des bourgeons ou après la chute des feuilles.

Récolte des racines

Les racines s'arrachent à l'automne.

DESSICCATION

La dessiccation consiste à faire dessécher les plantes dans le but de les conserver ; elles ont des propriétés plus ou moins actives qui tiennent à cette dessiccation. Pour dessécher les plantes, on les expose soit au soleil ou au séchoir, soit sur le four d'un boulanger ou pâtissier, ou dans un grenier aéré couvert en tuiles ; elles doivent être étendues en couches minces sur des claies d'osier ou sur des châssis garnis de toile, et l'on doit avoir soin de les remuer plusieurs fois par jour.

Dessiccation des plantes entières

La fumeterre, le trèfle d'eau, la mercuriale se dessèchent à l'air libre ; on peut donc les exposer au dehors. Les plantes aromatiques, devant leurs propriétés à une huile volatile, demandent de préférence à être séchées au grenier.

Les feuilles séchées lentement et à l'ombre perdent

quelquefois leur odeur et prennent une couleur noire.
Dans cet état, elles sont dépourvues de propriétés.

Dessiccation des racines

Les racines minces et peu succulentes se dessèchent
suspendues par paquets dans un grenier aéré. On peut
aussi les couper et les étaler sur des claies. Pour débarrasser les racines de la terre qui y est adhérente, il est
généralement d'usage de les laver entières; quand la
terre est détachée, on les soumet, s'il en est besoin, à
un second lavage, puis on les expose à l'air pour faire
évaporer l'eau qui les mouille, ensuite on les fait sécher
comme il est dit plus haut. Les racines chargées de
mucilage, comme celles de guimauve, de gentiane, de
bardane, de grande consoude, etc., se dessèchent difficilement et se noircissent; leur dessiccation doit s'opérer
à l'étuve ou mieux sur le four d'un boulanger.

Dessiccation des fleurs et des sommités fleuries

Les fleurs doivent être séchées le plus promptement
possible, à cause de la délicatesse de leurs tissus et de
la facilité avec laquelle elles s'altèrent.

Elles ne doivent pas être exposées au soleil, à moins
d'être recouvertes par des papiers gris. Le mélilot, la
petite centaurée, l'origan, la marjolaine, etc., se font
sécher par petites bottes qu'on suspend dans un grenier.

Conservation

Les racines, les feuilles et les fleurs, après avoir été
séchées, doivent être enfermées dans des sacs en papier
ou dans des vases inaccessibles à l'air, à la lumière, à
l'humidité, à la poussière. L'influence de l'humidité
est la plus malfaisante, car elle dispose les végétaux à
la putridité. Les plantes desséchées qui ont pris de
l'humidité sont dépourvues de leurs vertus médicamenteuses.

Enfouir les fleurs dans du sable stéariné. — Arome
et éclat sont absolument conservés.

Nous devons faire remarquer que la prévoyante nature a toujours placé le remède à côté du mal, et que, les maladies des pays chauds ou des zones glacées différant de celles de nos pays, les plantes américaines des tropiques ou autres lieux éloignés diffèrent essentiellement de celles de nos climats.

Il est donc rationnel qu'ayant à traiter des malades de nos pays, nous n'employions que des plantes indigènes, essentiellement françaises — sauf de rares exceptions.

Les nôtres sont pour la plupart récoltées dans les montagnes des Vosges, où elles acquièrent des vertus particulières, témoin les nombreux centenaires que l'on rencontre dans ces contrées, soit dans des domaines, qui sont notre propriété, situés dans les ramifications ensoleillées desdites montagnes ; dans d'autres cas, enfin, quand il s'agit de dépuratifs puissants, pour la scrofule, etc., les plantes qui composent mes traitements poussent sur des terrains sablonneux, autrefois occupés par la mer.

Les formules de tisanes que nous avons exposées plus haut sont efficaces et utiles sans aucun doute, et pendant longtemps elles ont constitué notre thérapeutique. Mais, en outre des inconvénients cités plus haut, ces tisanes n'étaient pas toujours identiques et variaient selon le pays, le terrain, la saison, le bon état de conservation des plantes, et aussi suivant le soin et la compétence apportés à les préparer, mais surtout, et cela est la principale objection, journellement nous recevions les observations qui suivent :

Des malades, obligés de boire pendant des semaines et des mois plusieurs litres de tisanes par jour, nous exposaient leur répugnance et leur impossibilité de continuer.

Il nous fallut donc nous mettre à l'œuvre pour obvier à cet inconvénient.

Depuis près d'un siècle, si l'on considère que je suis l'élève, le disciple et le continuateur de l'œuvre, de la méthode de mon vénéré grand-père, l'illustre docteur A. Guillaume de Joinville, et consacrant mes études et ma carrière déjà longue au traitement des affections chroniques, dites incurables, depuis un siècle, dis-je, nous n'avons cessé d'étudier, de remanier et de perfectionner nos formules, et avec nos plantes, nos herbes, telles qu'elles sont récoltées, nous avons composé des **Tisanes concentrées.**

Le premier pas, mon premier essai fut marqué par mes TISANES CONCENTRÉES, dont un verre ordinaire renfermait la dose complète et intégrale de tisane que le malade devait prendre en 24 heures.

Une fois entré dans cette voie, je ne devais pas m'arrêter, pas plus que je m'arrêterai, hélas! tant que Dieu me prêtera vie, suivant en cela ma destinée: perfectionner, et encore perfectionner.

A force de recherches et d'expériences, j'arrivai à concentrer mes tisanes de façon à réduire le verre journalier en verre à bordeaux d'abord, en cuillerées à bouche ensuite, et finalement, toujours à force d'expériences et de travaux de laboratoire, j'ai obtenu les tisanes concentrées que l'on prend par cuillerées à café.

Ce n'était pas tout; il fallait les dynamiser, trouver, capter et utiliser l'**Electricité des plantes.**

Nous y sommes arrivé, et pour cela les avons-nous dénommées: **Nos Tisanes concentrées électro-dynamiques.**

Elles sont au nombre de trois :

1° La *Tisane Electro-dynamique concentrée* jaune, qui est éminemment tonique et reconstituante;

2° La *Tisane Electro-dynamique concentrée* verte, dépurative, laxative, rafraîchissante ;

3° La *Tisane Electro-dynamique concentrée* noire, sédative et calmante.

(Voir leurs propriétés plus au complet et les cas dans lesquels elles doivent être employées, p. 119 et suiv.)

C'est d'une part à leur composition remarquablement comprise que nos **Tisanes concentrées**, d'une stabilité parfaite et d'une conservation indéfinie, doivent leur grande vertu curative. D'autre part, nos **Tisanes concentrées** sont non seulement préparées avec des plantes

3

choisies, mais elles sont obtenues par des procédés spéciaux qui permettent d'épuiser, de capter tous les principes des plantes, tout en les dépouillant des substances inertes qui encombrent l'organisme, et cela par des artifices de laboratoire de nous seuls connus et qui constituent notre méthode. Les macérations subies par chaque plante, les diverses fermentations propres à chacune d'elles, l'**ozonisation** du liquide dans lequel elles devront macérer, enfin les dynamisations successives qui déterminent leur cohésion, développent en elles une force particulière : l'**Electricité végétale**, à laquelle il faut attribuer leur énergie, leur grand pouvoir curatif, et qui n'a jamais pu être obtenu par les moyens ordinaires.

Est-il nécessaire, en effet, de rappeler que les plantes puisent leur vie dans la terre, laquelle n'est qu'un immense aimant, un laboratoire de Dynamisation universelle ?

Cette observation s'applique également aux eaux minérales dont nous parlerons plus loin.

Si l'on ajoute à cette action spéciale des tisanes l'action propre du **disque dynamique** qui est appliqué, comme on sait, directement sur la peau, on obtient une puissance curative intense, une diffusion complète du médicament absorbé.

Et cela est tellement vrai, que des exemples nombreux fourmillent sous ma plume, en vertu d'expériences de laboratoire qui ont été faites et qui se continuent tous les jours.

Je n'en citerai que deux, pour ne pas fatiguer le lecteur :

Une solution d'iodure de potassium est appliquée par un badigeonnage sur une certaine partie du dos, et en avant de la poitrine, un lait d'amidon ; on met en contact les deux parties badigeonnées au moyen d'une pile, et lorsque le circuit est fermé, il se produit immédiatement une coloration bleue « iodure d'amidon ».

Bien qu'à distance, la réaction s'est donc faite au moyen du fluide électrique.

Le second exemple est plus probant encore :

Une solution concentrée de sel de strychnine appliquée sur la peau d'un cobaye foudroie l'animal lorsqu'on fait agir une pile, comme dans l'exemple précédent. Il est donc évident que la diffusion dans l'organisme d'une substance quelconque, nocive ou non, acquiert une énergie, une puissance toutes particulières avec l'aide de l'électricité.

Dans certains cas, par exemple quand l'état moral du malade ou une résistance exceptionnelle de la maladie l'exigent, nous employons, soit seuls, soit associés à nos formules, les **médicaments simples** ou autres, mais toujours, dans le fond de nos traitements, nous retrouvons les herbes, les plantes, nos **tisanes concentrées électro-dynamiques.**

Les Eaux minérales

Le traitement thermal est un puissant modificateur de l'économie ; petit à petit, insensiblement, il renouvelle tout l'organisme et sans inconvénient.

Il vient à bout de beaucoup d'affections chroniques, pourvu qu'on le choisisse bien, qu'il soit conduit avec méthode et continué assez longtemps.

L'inconvénient, c'est qu'il est dispendieux, qu'il oblige à un déplacement souvent incompatible avec les occupations ou la bourse du malade.

Les eaux en bouteilles suppléent, jusqu'à un certain point, à la saison sur la place, mais :

1° Elles sont chères, en raison du temps prolongé pendant lequel on doit les employer ;

2° Elles ne sont pas toujours véritables, et la contrefaçon se fait largement sur ce produit ;

3° Elles sont souvent anciennes et avariées; c'est alors de l'eau croupie, réceptacle de tous les mauvais germes ;

4° D'autre part, de nombreuses analyses chimiques ont prouvé que les eaux de source ne sont pas toujours identiques et qu'elles varient suivant les saisons et surtout selon les pluies plus ou moins abondantes, qui viennent diluer plus ou moins les principes minéralisateurs dissous dans les eaux de source, et par conséquent diminuer leur action curative.

Telles sont les raisons qui m'ont décidé à offrir au corps médical et à mes malades, avec l'activité et la sûreté de la médication, une série de produits toujours naturels, identiques, récents et à bon marché.

EAUX MINÉRALES GRANULÉES

Les eaux minérales, au moment où elles jaillissent par les fissures du sol, au moment où le malade transporté sur place les boit à la source, semblent douées de vie, « *elles sont vivantes* », dit un auteur célèbre ; elles récèlent un principe vivifiant, éminemment subtil, qui échappe à l'analyse, qui a été incorporé dans le laboratoire ténébreux de la terre par les actions combinées de la chaleur, de la pression, de l'électricité, et ajoutons de l'action magnétique, **la terre étant un aimant,** ainsi que nous l'avons dit plus haut.

C'est à lui, à ce principe qu'elles doivent leurs propriétés essentielles ; c'est lui qui établit leur supériorité sur les produits pharmaceutiques.

Le professeur Scouttetten cite une source d'eau minérale purgative près de Rome, qui, quoique étant la moins minéralisée, est la plus active de l'Europe, grâce à son degré d'Electrisation, de Dynamisation naturelle.

La plus active de nos sources françaises est une des moins chargées : c'est Eaux-Bonnes, qui contient 30 centigrammes par litre de substances soumises à l'analyse et qu'on ne boit que par cuillers à café.

Telle autre source, par exemple dans le bassin de Vichy, contient 7 grammes de matériaux chimiques par litre ; on la boit à pleins verres, et certains buveurs même, en doublant les doses, n'arrivent pas à se rendre malades.

Mais cet agent, ce génie de la source, ne se met pas en bouteilles et ne se transporte pas ; il se dissipe promptement au grand air, et les eaux que nos malades boivent à table à des prix exagérés n'en possèdent plus de traces. — De leurs vertus primitives, il ne reste que celles qui sont dues aux sels qu'elles renferment, sels que l'analyse peut reconstituer. — On pourrait même avec avantage leur substituer une préparation plus appropriée à chaque cas particulier, en faisant un assemblage raisonné de ce qui, dans différentes sources, réussit le mieux contre certaines affections.

Guidé par cette idée, et par le désir d'être utile à mes clients, j'ai fait confectionner des granules effervescents et des poudres de composition déterminée mais variée, de manière à répondre aux eaux minérales naturelles qu'on emploie ordinairement en pareil cas, et j'ai obtenu ainsi les séries suivantes :

1° **Sel de Vichy granulé déshydraté,** répondant aux

eaux de : Vichy, Vals, Contrexéville, Luxeuil, Saint-Galmier, Châteldon, Cesaignes, César, Bussang.

2° Sel de Sedlitz granulé déshydraté, répondant aux eaux de : Sedlitz, Pulna, Rubinat, Hunyadi-Janos, sels de magnésie, etc.

3° Poudre sulfureuse pour boisson, répondant aux eaux sulfureuses : Eaux-Bonnes, Enghien, Cauterets, Barèges, etc.

Elle est ordonnée dans tous les cas de bronchite non compliquée de fièvre, dans le rhume au début de l'expectoration, dans les angines, et, à titre préventif, à toutes les personnes qui par profession exercent et fatiguent l'organe de la voix.

Souveraine dans l'asthme, la grippe, la coqueluche, le catarrhe et dans les **maladies cutanées**.

4° Poudre sulfureuse pour bains, répondant aux mêmes indications que la précédente. Ces bains sont éminemment toniques.

Ils sont indispensables dans les maladies de peau, le diabète, goutte, rhumatisme, gravelle, sciatique, albuminurie, maladies nerveuses, enfants scrofuleux ou lymphatiques, vieillesse prématurée, syphilis.

Ces quatre préparations, également dynamisées par notre méthode, sont employées dans les mêmes cas et avec le même succès pour le traitement et la guérison des affections tributaires des eaux minérales naturelles correspondantes et bues à la source.

Leur usage est un puissant adjuvant du traitement principal par nos jus d'herbes, nos **Tisanes concentrées Electro-dynamiques**.

Elles sont certainement un des plus beaux produits de l'arsenal thérapeutique. Elles laissent de beaucoup derrière elles toutes les eaux minérales *soi-disant* naturelles, souvent avariées, dont la composition varie suivant la saison, la température et la consommation.

Toujours identiques à elles-mêmes, toujours formées des mêmes éléments, dont la pureté est vérifiée avec un soin méticuleux, c'est à elles que devra s'adresser le médecin soucieux de la santé de ses malades.

Elles sont d'un transport facile en voyage, et réalisent une économie de plus de 75 0[0.

Les flacons, qui portent sur l'étiquette le mode d'emploi, durent environ un mois, et leur prix est de 3 fr. 50. On les reçoit franco de port, contre un mandat-poste.

J'insiste d'une façon générale sur l'emploi des eaux minérales, et plus particulièrement de mes *Sels et Poudre Granulés Dynamisés* : c'est qu'en effet leur action sur l'état général pour arrêter les progrès du mal et pour préparer l'organisme au traitement curatif est de la plus haute efficacité. C'est qu'aussi le nombre des personnes auxquelles elles conviennent est illimité, depuis l'individu qui a besoin des eaux de table pour réveiller son appétit et dissiper les malaises passagers, jusqu'aux malades qui leur demandent le rétablissement d'une santé débilitée, tels que la goutte, le diabète, l'albuminurie, la cystite, la métrite, la phtisie, la scrofule, les maladies de la peau, etc.

Jeunes et vieux, malades et bien portants, tous peuvent y puiser avec confiance, car leur usage est inoffensif : chez les uns il ramènera la santé compromise ; chez les autres il entretiendra la force et la vigueur en assurant le fonctionnement normal des organes.

Le Disque dynamique

Le **Disque Dynamique** constitue la réunion, la synthèse ou fusion des forces et des fluides naturels captables.

Cette réunion, cet ensemble de puissances qui constituent le **Dynamisme** ou **Vitalisme universel**, opéré par des moyens, des pratiques à nous connus, produit le **fluide vital** dont est chargé le **Disque Dynamique**.

En outre de ces propriétés, il est composé de métaux d'une pureté parfaite, unis entre eux selon des données scientifiques, mathématiques, qui font du Disque Dynamique un accumulateur d'électricité à courant continu d'une remarquable intensité.

Charcot, l'éminent professeur, le célèbre Edison, Myers de Londres, le professeur Sydwck, de Cambridge, Charles Richet, Burck, et tant d'autres savants ont expérimenté les fluides électrique, magnétique, hypnotique et métallothérapique, et ont guéri quantité de maladies réputées presque incurables.

Le *Disque Dynamique*, appliqué sur le corps humain, répand ses bienfaits dans tout l'organisme ; il engendre et lui transmet une force aussi agréable que salutaire, rétablissant rapidement la constitution la plus délabrée.

En outre, point important, il retire de l'organisme les poisons que des médications meurtrières ou des excès y ont versés, principalement le mercure.

Rappelons également son action sur les tisanes et les remèdes électro-dynamiques, ainsi que nous l'avons exposé dans le chapitre qui traite des plantes et des tisanes (pages 25, 119 et suiv.).

Le *Disque Dynamique* s'emploie soit le jour, soit la nuit, mais plutôt la nuit, sans rien changer à ses habitudes, ni à ses occupations, en ayant soin de le changer légèrement de place s'il survient des rougeurs, avant-coureurs de boutons utiles dans certains cas.

Il se fixe directement sur la peau, à l'endroit malade, ou *le long* de la colonne vertébrale pour les maladies nerveuses : épilepsie, paralysies, ataxie locomotrice, convulsions.

Le nombre nécessaire pour ces maladies est de quatre que l'on maintient en les cousant à l'intérieur d'un gilet de flanelle, *sans qu'ils se touchent.*

De même pour les maladies de poitrine : deux devant et deux derrière aux sommets des poumons.

Pour les affections de l'abdomen, on les applique de la même façon, mais en ceinture, au nombre de trois à cinq.

On les applique sur une bande d'étoffe qui, ensuite, entoure le membre, s'il s'agit d'un bras, d'une cuisse ou d'une jambe : un bas, un gant le maintiennent sur le pied ou sur la main.

Les Disques Dynamiques doivent être appliqués ouverts et indistinctement sur une de leurs faces ou sur l'autre, pourvu qu'ils ne se touchent pas.

Ils doivent être séparés les uns des autres d'un travers de doigt environ.

Un seul **Disque Dynamique** suffit pour obtenir la guérison immédiate d'une douleur ou d'une affection de moyenne gravité. — Quant aux maladies chroniques rebelles, le nombre de Disques nécessaires et le temps que demande le traitement pour amener la guérison complète, sont subordonnés au genre de maladie, à l'âge, au tempérament des malades, et surtout à la *dose de médicaments* internes, de *poison*, dont leur organisme a été infecté par les traitements précédents.

Pendant l'application des *Disques*, les malades devront suivre le traitement végétal — par les herbes, **mes Tisanes concentrées Electro-Dynamiques.**

Tous les quinze jours, le traitement par les **Disques** devra être interrompu pendant *trois* jours : d'abord pour éviter que le corps s'y habitue, ensuite parce que la puissance curative du **Disque** étant épuisée, il faut nous le renvoyer pour être **dynamisé** (rechargé).

Pour conserver au **Disque Dynamique** toute sa vertu curative pendant quinze jours, il faut :

3*

1° Eviter de le mettre en contact avec de la graisse, de l'huile, de l'eau, et même le soustraire à l'humidité ;

2° On doit l'envelopper dans du papier de soie quand il ne sert pas, et le mettre dans une boîte en bois ou en carton, sur un meuble en bois verni ou recouvert d'une toile cirée, à l'abri des courants d'air.

Le *Disque Dynamique*, lorsqu'il vient d'être Dynamisé (rechargé), conserve le fluide vital pendant quinze jours à partir de l'instant où le contact a commencé.

Il faut donc le renvoyer tous les quinze jours à notre *Institut Médical*, où il est dynamisé (rechargé), nettoyé, en un mot remis en état, et réexpédié immédiatement.

Avoir soin de mettre son nom ou le numéro de l'ordonnance sur le petit colis pour le reconnaître parmi tous ceux qui nous arrivent chaque jour ; ils s'expédient par la poste très facilement.

Ne pas l'essuyer, ni le nettoyer, attendu que l'enduit qui le recouvre quand on le retire, nous donne, par l'analyse, de précieuses indications sur la maladie de nos clients.

Le *Disque* lui-même est inusable, mais ne peut servir qu'à la même personne ; il y aurait *danger* de l'appliquer à une autre.

Les DISQUES DYNAMIQUES sont toujours réexpédiés en bon état, aussitôt après leur redynamisation. Ils sont, en outre, stérilisés, repolis, les anneaux qui peuvent manquer sont remplacés, etc.

Mais quelquefois ils sont striés, piqués, de même que des marques qui existaient avant peuvent disparaître : leur séjour dans le bain électro chimique, qui est une des phases de leur rechargement (redynamisation), en est la cause ; donc il ne faut pas s'en inquiéter

Tout est prévu dans l'application de notre **Disque Dynamique**; la légère coloration qu'il produit quelquefois sur la peau, et jusqu'à la sensation de froid qui a lieu au moment où il est appliqué, ont leur importance.

Quels que soient l'âge, le sexe, la maladie, sa durée,

son ancienneté et son siège, on devra appliquer sans crainte les **Disques Dynamiques** en n'importe quel nombre.

Par exemple, de un mois à un an, deux *Disques*; jusqu'à dix ans, six Disques; passé cet âge, on peut appliquer le nombre de Disques que l'on voudra sans risque et sans danger, car le **Disque Dynamique** est un agent de vie qui ne peut que fortifier et régénérer l'organisme.

Je dois vous dire, M. le docteur, que les disques dynamiques que j'ai appliqués ont fait merveille sur la douleur que j'ai à l'épaule...

G. G. B. à G., Asturies   (*Espagne*).

29 novembre 1893.

Bordeaux, le 11 juin 1894.

Prière de me retourner les 3 disques que je vous adresse. Leur action curative d'une affection chronique de l'ovaire est absolument nette.

V...

Veuillez bien me redynamiser encore mes 2 disques pour me les retourner aussitôt que possible, car le mercure n'est pas complètement sorti.

D... à Grenoble.

EXTRAITS DE MA CORRESPONDANCE

> « Les mêmes *causes* qui déterminent
> les mouvements dans l'état de santé dé-
> terminent aussi ceux contre nature. »
> (VAN HELMONT.)

Ces extraits sont choisis dans mes **journaux, lettres, certificats, attestations, témoignages de malades guéris, observations cliniques**, etc., pour que les malades puissent se soigner seuls par notre méthode (le traitement accompagnant chaque maladie décrite dans les pages qui suivent).

Si je voulais publier toutes les lettres que je tiens dans mes cartons, et par lesquelles mes malades m'expriment leur reconnaissance pour la guérison qu'ils ont obtenue, elles rempliraient de nombreux volumes ; en outre, je ne publie que celles des malades qui m'y ont autorisé spontanément ; pour les autres, je ne mets ni le nom, ni l'adresse complète, je change même les initiales.

Ce qui va suivre est donc extrait de journaux, de lettres adressées à moi tant par des confrères que par des malades, des observations cliniques, des certificats ou attestations, ou des lettres écrites par des malades guéris en réponse à des renseignements demandés par des personnes qui désiraient se renseigner avant d'entreprendre mon traitement, et qui me les ont communiquées.

_____

... En réunissant sous la dénomination *Dynamothérapie* les éléments naturels selon certaines combinaisons qui, associées à l'hygiène générale et individuelle, doivent constituer la principale branche de la médecine de l'avenir, vous avez comblé une lacune considérable et rendu un important service à la thérapeutique ; à ce titre vous avez droit au concours des hommes de science, ainsi que des amis du progrès et de l'humanité.

Docteur CABROL,
Médecin en chef des hôpitaux militaires de Nice
et de Bourbonne-les-Bains,
Commandeur de la Légion d'honneur.

L. à D. in : *Science libre*, an 1880, n° 1.

...La maladie n'étant autre chose qu'un effort de la nature vers le retour à la santé, **la médecine naturelle** ne doit avoir d'autre but que de favoriser cet effort par tous les moyens physiologiques au pouvoir du médecin.

. . . .

Ce sont là autant de forces incontestables, d'une action hautement reconnue par l'expérience, qui ont fourni à M. le docteur Guillaume de Ronval les bases de sa thérapeutique rationnelle et qui lui ont permis de compter des guérisons sans nombre dans le cadre nosologique le plus étendu, ainsi qu'en témoigne son volumineux dossier contenant plus de deux cent cinquante mille certificats, attestations, lettres de remerciements de malades guéris, etc.

E. SIMON.
Encyclopédie contemporaine (1er décembre 1880).

... Cette nouvelle méthode moderne qu'on appelle la **Dynamothérapie**, qui met à l'écart les vieilles formules, les drogues infectes, les breuvages nauséabonds donnés à l'à-peu-près : *c'est la médecine efficace et positive.*

Docteur MORA,
Officier d'Académie.

7 novembre 1889.

———————

Cette thérapeutique, la **Dynamothérapie**, je ne crains pas de le dire, est la médecine de l'avenir ! C'est incontestablement la puissance la plus capable de terrasser l'hydre des maladies chroniques, et l'arme la plus considérable que nous puissions manier.

Docteur P. DESJARDINS.
(In-*Science libre*, an 1880, n° 1.)

———————

Honoré Confrère,

Votre **Médecine naturelle** fait merveille ; tous les malades que je traite par la **Dynamothérapie** s'en trouvent bien et se félicitent surtout de ne plus avaler les drogues et breuvages nauséabonds et dangereux dont on a tant abusé.

Je ne puis donc que vous envoyer mes félicitation sincères et les remerciements de mes clients.

Un vétérinaire de mes amis applique également votre excellente méthode (*Disques et Tisanes Electro-Dynamiques Vétérinaires*) au traitement des animaux domestiques avec un grand succès.

Docteur MORA,

Officier d'Académie, Inspecteur des enfants du 1er âge, Lauréat de plusieurs Sociétés savantes, à Brunehamel (Aisne).

De passage à Paris, nous avons eu la bonne fortune de visiter l'*Institut Dynamothérapique de France*, que dirige avec autant d'intelligence que de philanthropie, M. le docteur Guillaume de Ronval.

La malade que nous avions l'occasion de présenter à notre confrère a pu bénéficier presque instantanément du traitement inauguré par notre savant collègue, et elle emporte, avec une guérison certaine, le meilleur souvenir de l'Institut.

C'est une méthode que l'on devrait vulgariser dans le monde entier, au grand profit de ceux qui souffrent et qui attendent longtemps après une guérison qu'ils trouveraient sûrement avec la méthode du docteur Guillaume de Ronval.

J.-L. MORA,
Docteur-médecin de la Faculté de Paris, officier d'Académie, à Brunehamel (Aisne).

Honoré Confrère,

Je me plais à reconnaître la supériorité de votre méthode, la **Dynamothérapie** ou **Médecine naturelle**, dans le traitement des maladies, soit aiguës, soit chroniques ou incurables.

J'en suis d'autant plus partisan qu'elle n'emploie que les plantes ou leurs principes actifs, *les Tisanes*.

Depuis qu'il m'a été donné de l'expérimenter, j'ai vu et constaté des résultats vraiment merveilleux chez des malades de tout âge, et dans les affections les plus diverses, abandonnés de tous et voués à une mort horrible et prochaine.

Je crois donc de mon devoir et faire acte d'humanité en la propageant selon mes moyens et de tout mon pouvoir.   Docteur S.

Paris, le 28 novembre 1891.

_____

Le Seigneur a donné aux herbes une vertu curative que nous ne connaissons pas toujours.

Heureux ceux qui, comme vous, Monsieur le Docteur, ont cette connaissance ; que de bien ne font-ils pas à l'humanité souffrante !

S. curé...

Lautrac (Tarn), 16 mai 1892.

_____

Monsieur et honoré Docteur,

L'application que j'ai faite depuis plusieurs années, de la méthode médicale que vous préconisez sous le nom de **Médecine naturelle** ou **Dynamothérapie**, au traitement des maladies des animaux domestiques, m'a donné des résultats tellement remarquables et si souvent inespérés, que je ne puis comprendre qu'elle ne soit pas universellement adoptée par tous les praticiens.

Je puis vous dire que je sais que bon nombre de mes confrères, frappés de la supériorité de cette méthode, l'ont, à leur grande satisfaction, mise en pratique aussi.

Agréez, etc.

LANDRIN,
Ex-président de la Société de thérapeutique dosimétrique de Paris,
Médecin-Vétérinaire, à Nogent-sur-Marne (Seine)

_____

Monsieur le Docteur,

C'est avec une profonde admiration que j'ai lu l'ouvrage que vous venez de publier et qui contient en si peu de lignes l'unique, la seule explication que l'on puisse donner sur la maladie et les moyens de recouvrer la santé. Il y a longtemps que j'ai reconnu l'efficacité souveraine de cette médication...

NATHALIE NAVARRE,
8, rue Chaponnet, Lyon

Hernies

Guérison radicale sans bandages ni opérations

> « Chercher à obtenir la cure radicale
> des hernies est en soi une chose bonne
> et utile, et y parvenir serait rendre un
> immense service à l'humanité. »
> (L.-J. SANSON.)

La hernie, voilà un mot qui sonne mal aux oreilles du public, dans l'imagination duquel, à défaut de connaissances exactes, il évoque des idées d'infirmité et de diminution physique.

Ce n'est pas de nos jours que date cette répulsion pour une infirmité aussi ancienne que le monde, et dès l'antiquité Pline en cite un exemple probant. Un jour, dit-il, que Marcus Servilius revenait vainqueur et montait au Capitole, accompagné des ovations d'une foule enthousiaste, il voulut montrer au peuple ses blessures et laissa voir une hernie qu'il portait à l'aine. Immédiatement les cris de joie se changèrent en exclamations sardoniques et en huées. Cependant, fait observer l'historien, ce héros avait contracté son mal au service de la patrie, dans les fatigues de la guerre.

Mais au moins ce sentiment populaire repose-t-il sur une donnée sérieuse ?

Il est malheureusement trop vrai que la hernie rend impropre aux travaux rudes et fatigants ; qu'abandonnée à elle-même ou réprimée seulement par un bandage, elle a une marche progressive et fatale vers un état d'aggravation qui en fait une véritable infirmité ayant un retentissement sur les fonctions les plus importantes de l'organisme ; qu'à cette époque, le malade, que la menace d'une complication grave et peut-être mortelle tient constamment en émoi, voit s'affaisser son énergie morale, aussi bien que ses forces physiques.

Toute personne atteinte de hernie est donc dès ce jour frappée de diminution physique, il lui faut renoncer à mener la vie des autres. Sans doute, pour ceux qui n'ont pas d'occupations, pour ceux dont le travail se fait de tête et ne nécessite pas de force, pour les gens de bureau, en supposant qu'ils maintiennent tant bien que mal leur hernie au moyen d'un bandage, la hernie n'est qu'une pénible infirmité ; mais encore faudra-t-il qu'ils renoncent à la chasse, à la gymnastique, à l'escrime ; aux marches forcées, il faudra qu'ils évitent avec le plus grand soin la toux, l'éternuement, etc.

Vous voyez que ces privations, ces précautions de tout instant sont un commencement de supplice qui réagira sur leur moral.

Quant à l'ouvrier, à l'individu obligé de travailler de force, de se tenir debout, de lever les bras, de soulever des fardeaux, il peut compter sur une aggravation rapide du mal que ne pourra arrêter aucun appareil. Il ne lui reste que l'alternative de quitter son emploi qui est son gagne-pain et auquel il avait consacré toute sa vie, ou de succomber bientôt sous le poids de ses souffrances, comme le dit excellemment le professeur Malgaigne :

« Dès qu'une hernie existe, il n'y a pas seulement infirmité plus ou moins douloureuse ; il y a danger et même danger de mort, puisque des complications diverses peuvent éclater, puisque d'un moment à l'autre la hernie peut s'étrangler.

« Les statistiques ont démontré que la population des hernieux disparaît quatre fois plus vite que la population ordinaire ; qu'après soixante-quinze ans, il meurt sept fois plus de vieillards hernieux que d'autres. »

Par une anomalie inexplicable, l'armée, la marine, qui n'acceptent pas le conscrit porteur de hernie, ne le renvoient plus quand cette infirmité se déclare pendant le service ; *on se contente de lui donner un bandage*, et on le soumet aux mêmes exercices que les soldats valides. Qu'arrive-t-il alors ? C'est que, sous l'influence des efforts violents que nécessitent les exercices et les manœuvres, le mal prend rapidement des proportions inquiétantes ; lors des marches, les hernieux encombrent les hôpitaux et deviennent des embarras ; enfin ils ne rentrent dans leurs foyers qu'estropiés et incapables de travailler.

Et cependant ils ont toujours porté un bandage.

Il est tellement vrai que le soldat atteint de hernie est inférieur aux autres, que sous les monarques belligérants, alors que le salut de la dynastie dépendait de la solidité des armées, les rois ont dû s'en préoccuper. Ainsi Louis XIV acheta à prix d'or un remède secret qu'il préparait de ses mains et faisait distribuer solennellement, en présence du maître de la manufacture royale de bandages.

Donc il est avéré que la hernie est une menace de mort terrible constamment suspendue sur la tête de tout individu atteint de cette infirmité ; ni la bénignité apparente du mal, **ni le port d'un bandage** ne l'en mettent à l'abri, car les plus petites sont celles qui précisément s'étranglent le plus facilement, en raison de l'étroitesse de l'anneau qui leur livre passage, **et le bandage en général provoque directement l'accident qu'il était destiné à prévenir.**

« On n'a peut-être pas fait assez atten   , pour être efficaces et obtenir une confiance   ée, les moyens contentifs demandent une surveillance de tous des instants ; que mal appliqués ils sont plus nuisibles qu'utiles, et que, si quelques malades sont placés dans des conditions assez heureuses pour que cette surveillance puisse être exercée dans toute sa rigueur et pour subvenir aux dépenses d'argent qu'elle nécessite, le plus grand nombre des autres, appartenant aux classes laborieuses et peu aisées, ne trouve souvent dans l'application des bandages qu'une ressource précaire et insuffisante, qui n'est propre qu'à leur inspirer une sécurité dangereuse, et qui, dans beaucoup de cas, provoque directement les accidents qu'elle est appelée à prévenir.

« Il suffit, pour preuve de cette assertion, de rappeler le grand nombre d'opérations de hernies étranglées que l'on fait, tous les ans dans les hôpitaux de Paris. »   (L.-S. SANSON.)

L'homme que l'on traite de négligent ou d'insouciant, qui préfère laisser la hernie livrée à elle-même plutôt que de subir le martyre du bandage, ne voit jamais sa hernie s'étrangler, ou du moins ces cas sont infiniment plus rares.

Et, en effet, le bandage, cet instrument barbare, inventé par les rebouteurs du moyen âge et exploité par des fabricants ignorants et des industriels cupides, est un palliatif dérisoire qui n'offre à la marche envahissante du mal qu'une digue impuissante et trompeuse.

Et comme complément à ces graves inconvénients, est-il rien de plus incommode que le bandage ? Le bandage dont le ressort d'acier vous martyrise les hanches et les reins, qui blesse, serre trop ou pas assez, et gêne pour travailler, pour se baisser, pour se mouvoir... et qui, presque toujours, remonte et laisse sortir la hernie à côté de la pelote !

Nous ne parlons pas des bandages sans ressorts ou autres systèmes plus ou moins bizarres, ce sont de mauvaises plaisanteries.

Nous parlerons cependant de la **Hernie chez l'enfant.** Un certain nombre de médecins font usage, dans la hernie inguinale chez l'enfant du premier âge, de ceintures tout en caoutchouc, présentant au niveau de la hernie une petite poche gonflée d'air. Eh bien ! nous avons tellement vu de ces petits corps meurtris au point d'être déformés par l'étreinte forcée du caoutchouc; nous avons si souvent constaté au bout d'un an ou deux que cette constriction continue est nuisible au développement du corps, et n'avait fait que masquer la hernie sans la contenir et à plus forte raison la guérir, que franchement et sincèrement, nous nous ferions un cas de conscience d'en conseiller l'usage, tandis qu'avec notre méthode on arrive si facilement et si sûrement à la guérison radicale.

Il en est de même de l'**Ectopie testiculaire**, qui est si souvent la cause du développement ultérieur de la hernie.

Par notre méthode, le testicule de l'enfant resté dans le canal inguinal est amené peu à peu à prendre sa place au fond du scrotum, tout en conservant la liberté entière de son développement.

Depuis longtemps un problème était donc à résoudre : *trouver le moyen de guérir sûrement et radicalement les hernies, quelles qu'elles soient, sans opération chirurgicale et sans bandages.*

Ce moyen ne pouvait être trouvé que par un homme ayant un besoin personnel de le découvrir et ayant en même temps les notions et les aptitudes scientifiques nécessaires aux recherches.

Je me suis trouvé dans ce cas, étant, en plus d'une hernie, porteur d'un volumineux varicocèle. Je fus réformé après avoir occupé un grade élevé dans l'armée active, pendant un certain nombre d'années, et loin d'avoir été guéri par les moyens ordinaires, ainsi qu'on le voit.

Aujourd'hui tout a disparu, grâce à ma méthode que j'ai découverte dans les circonstances suivantes :

Depuis longtemps nous avions été frappé de cette phrase écrite par M. le professeur Tillaux dans son dernier Traité d'anatomie topographique avec application à la chirurgie : « *comme la hernie ombilicale, la hernie inguinale des enfants tend à la guérison spontanée* ».

C'est en méditant sur cet aveu arraché à la sincérité d'un éminent chirurgien que nous avons été amené à la découverte véritablement humanitaire que nous préconisons aujourd'hui.

Dans quelles conditions, nous sommes-nous demandé, s'effectue cette guérison, et pourquoi cette guérison radicale qui se produit chez l'enfant ne se produirait-elle pas chez l'adulte ?

Nous avons alors observé les faits, et ceux-ci nous ont donné la réponse : la hernie infantile guérit lorsque l'enfant n'est pas soumis à l'application du bandage. Si donc l'adulte a été considéré jusqu'ici comme trop souvent incurable, c'est que, esclave de la vieille routine, il croit encore que dans le bandage seul est le salut ; or je pose en principe que le bandage met le hernieux dans l'impossibilité absolue d'obtenir la guérison.

En effet, qu'il y ait passage de l'intestin à travers une

déchirure du péritoine ou qu'il y ait simplement saillie de l'intestin à travers les tissus, que vient faire le bandage? Il vient se substituer à l'intestin, prendre sa place dans la cavité accidentelle que celui-ci occupait; par conséquent empêcher cette cavité de se combler, comme cela devrait arriver par les seules forces naturelles: la pelote du bandage ressemble alors en effet au séton que l'on mettait jadis dans une plaie, au pois que l'on introduisait dans un cautère, au drain dont on se sert actuellement pour empêcher le recollement des tissus, **entretenir** l'ouverture, etc., etc.

Le bandage vient donc à l'encontre du but qu'on se proposait en l'appliquant: il **entretient** la hernie, au lieu de la guérir.

Par quel moyen, m'ont dit alors mes confrères, empêchez-vous la saillie intestinale de se produire? Tout simplement, leur ai-je répondu, en mettant l'intestin dans un état tel qu'il n'ait aucune tendance à faire saillie, à faire **hernie** au dehors; et voici comment je suis parvenu à obtenir ce résultat :

M'enquérant tout d'abord des raisons qui portaient l'intestin à s'échapper de sa loge naturelle, j'ai constaté que parmi les plus importantes des causes déterminantes et productrices des hernies, il fallait noter toutes les circonstances qui agissent en augmentant la pression des viscères contre les parois de la cavité abdominale, tels l'exercice du chant, du cheval, les affections de poitrine, la toux, les vomissements, la constipation surtout, les rétrécissements uréthraux, etc., etc.

La cause trouvée, il fallait trouver le remède: c'est-à-dire faire en sorte que l'intestin, ne perdant rien de sa tonicité première, soit toujours souple, vide, jamais distendu par les gaz qui exagèrent considérablement son volume; qu'il n'ait par conséquent aucune tendance à s'échapper de sa situation anatomique et à profiter des passages naturels ou accidentels pour se frayer un chemin au dehors.

Mes recherches ont duré de longues années.
Dix fois, vingt fois, j'ai touché le but!

Je puis affirmer que ma découverte réalise l'idéal et résout le problème:

La cure radicale des Hernies, sans opération ni bandage.

Les **varicocèles** et les **hydrocèles** sont également guéris par la même méthode, avec quelques différences dans l'application.

Par mon traitement, *suivi avec beaucoup de régularité*, on obtient la *guérison complète et radicale* de la ou des hernies dont on est atteint, qu'elles soient inguinales, scrotales, ombilicales, crurales, simples ou doubles, quels qu'en soient le siège, le volume et l'ancienneté.

Par mon traitement, j'arrive à retenir et à contenir les intestins, à les fortifier et à les empêcher de redescendre, à leur faire reprendre leur place habituelle et normale, ce qui permet alors à la plaie de se cicatriser.

Mon traitement est des plus faciles à suivre ; il n'apporte aucune entrave aux occupations habituelles et n'exige aucun régime particulier.

Il est sans aucune espèce de danger, soit du moment, soit consécutif.

Il ne s'agit que de prendre, selon mes prescriptions, trois ou quatre cachets par jour d'une poudre inoffensive, préparée suivant mes formules et mes indications et qui est dosée en raison de :

L'âge de la personne malade ;

Son tempérament (est-elle constipée ?) ;

Sa constitution ;

Du plus ou moins d'ancienneté et de gravité de sa maladie ;

Et enfin de son état de santé.

C'est dans cette poudre ainsi que dans son dosage et son mode d'emploi que consiste ma méthode de la cure radicale, **sans opération ni bandage,** *des hernies chez l'homme, chez la femme, chez l'enfant,* **ainsi que du varicocèle et de l'hydrocèle.**

Le traitement peut durer de 3 à 4 mois, très souvent moins longtemps. Mais, dès la fin du premier mois, le malade peut constater une très grande amélioration dans sa situation. D'abord la diminution du volume des hernies, puis aussi la disparition complète des douleurs, des souffrances occasionnées par cette terrible et gênante maladie, et ainsi de suite une amélioration chaque jour, jusqu'à la guérison complète, radicale, absolue.

Etant donnée la faveur dont le bandage a joui depuis des siècles, combien mettra-t-on de temps à reconnaître que l'on peut s'en passer ? Quand mes convictions, déjà passées dans l'esprit de milliers de hernieux guéris et d'un grand nombre de praticiens, passeront-elles dans l'esprit de tout le monde ?

Il ne suffit pas d'être sincère quand il s'agit d'une invention, d'une innovation. Il faut en démontrer la réalité ; la soumettre à toutes les épreuves de l'expérimentation ; appeler sur elle tous les contrôles ; lutter contre le préjugé et *contre les intérêts qu'elle peut léser* ; répondre à toutes les objections expertes ou non expertes ; triompher de tous les obstacles en ne reculant devant aucun sacrifice ; et enfin faire pénétrer comme un coin dans l'esprit des hommes routiniers, douteurs et défiants, la conviction dont on est soi-même pénétré. On n'imagine pas le nombre de coups de massue qu'il faut frapper pour que le coin pénètre.

Tel a été le sort de la *Dynamothérapie ou médecine naturelle*, et en particulier de ma méthode pour **la cure radicale des hernies, du varicocèle et de l'hydrocèle, sans opération ni bandage.**

Pour le bonheur de tous les malades, et des hernieux en particulier, je souhaite que tous ceux qui ont eu ou auront occasion de partager mes convictions, ne se lassent pas à leur tour de propager l'œuvre utile que je sais avoir accomplie.

Je dis en terminant :

Aux docteurs-médecins, mes confrères : rendez-vous compte, expérimentez, observez de près les effets de ma méthode, et vous abandonnerez l'idée préconçue de l'indispensabilité du bandage.

J'ajoute pour tout le monde :

N'oubliez pas que Napoléon, Thiers, Arago ont douté

des effets de la vapeur, et que toutes les grandes découvertes se sont heurtées à l'incrédulité de bon nombre de savants.

Pour cette affection, les personnes qui veulent suivre mon traitement ne peuvent pas le commencer seules, comme elles peuvent le faire pour les autres maladies avec ce livre, en raison de l'administration et du dosage méticuleux des poudres, différant pour chaque cas ; ils doivent donc m'envoyer une demande de consultation, dans laquelle il leur faut répondre aux questions que j'ai posées plus haut (âge, tempérament, etc.). Me dire si elles sont susceptibles d'éprouver beaucoup de fatigue, et enfin les hommes diront si la hernie tend à descendre dans les bourses. Compléter ces renseignements, s'ils le jugent nécessaire, en se conformant au questionnaire qui est à la fin de ce livre (voir page 140), afin que je puisse doser les médicaments qui leur sont nécessaires.

Joindre à la lettre un mandat-poste de *Dix francs*, prix de mes consultations écrites (par correspondance), et aussitôt je leur enverrai ma consultation détaillée et leur ferai commencer le traitement curatif.

Donc, grâce à ma méthode, les personnes atteintes de cette triste maladie peuvent se soigner et se guérir à l'insu de tout le monde, attendu que ni mes lettres, ni les envois de médicaments n'indiquent leur provenance ni leur contenance *(voir les conditions et mode de paiement, p. 138 et suiv.)*.

Hernie, Varicocèle, Hydrocèle. — Guérison sans bandage ni opération.

Honoré Confrère,

Je suis heureux de vous donner ici un témoignage de satisfaction :

1° M. J. A..., de Mantes, âgé de 69 ans, atteint d'une hernie épiploïque énorme et d'un varicocèle très prononcé, est aujourd'hui *radicalement guéri* de ces deux tristes infirmités.

Je l'ai soumis à votre méthode sans bandage ni

opération, et en moins de quatre mois j'ai obtenu ce résultat.

Il est aujourd'hui alerte comme un jeune homme et ne se ressent plus de rien.

2° M. N..., âgé de 50 ans, menuisier à Corbeil, auquel je donnais vainement mes soins pour une *hydrocèle*, a été également guéri par votre méthode *sans opération* et *radicalement* en deux mois et demi.

Je suis tellement convaincu de la supériorité de votre méthode, que je crois faire mon devoir de médecin en la propageant de toutes mes forces autour de moi.

Veuillez agréer, etc.

Docteur MORA,
Officier d'Académie,
Professeur d'Hygiène et de Déontologie, 8, rue de Nesles, Paris.

Hernie. — Cure radicale

25 juillet 1894.

« Je vais tellement de mieux en mieux que sans
« quelques petits picotements que j'éprouve parfois
« (mais aussi vite passés qu'ils sont venus), je me croi-
« rais bien complètement guérie. Ceci passera comme
« le reste. J'en suis bien convaincue: aussi, combien je
« vous suis reconnaissante, M. le Docteur, du résultat
« que j'ai obtenu par votre savante médication ! Je dois
« vous dire que pour vous parler avec plus de certitude,
« je n'ai mis ni lotion, ni pommade depuis quelques
« jours, et rien n'est revenu, ce qui me rend bien
« heureuse, je vous assure. Seulement j'ai continué le
« reste du traitement, etc.

« Th. de F..., au Havre. »

Hernie et Phtisie pulmonaire. — Guérison radicale.

Nous croyons devoir publier *in extenso* la lettre qui suit :

Monsieur et honoré Docteur,

J'arrive de la campagne, où j'étais allé passer quel-ques jours chez des amis. J'ai vu là M. B...., que je vous

5

avais adressé il y a six mois dans une situation vraiment déplorable, atteint qu'il était d'une *hernie entérocèle* des plus compliquées, ne pouvant plus marcher et souffrant horriblement.

Aujourd'hui, la santé est parfaite, et il est devenu infatigable, grâce à votre traitement sans bandage ni opération.

J'ai rencontré également ces jours derniers Mlle G... que vous avez soignée pour une phtisie pulmonaire arrivée au dernier degré. Elle était devenue, vous le savez, comme un vrai squelette, un cadavre ambulant, et délaissée de tous les médecins ; c'est une vraie résurrection.

Aujourd'hui elle est grosse et grasse, et porte sur sa physionomie un air de santé à faire envie. Ce sont là vraiment, quand j'y réfléchis, deux cures merveilleuses qui seraient bien capables de flatter votre amour-propre et de vous donner de l'orgueil, si je ne vous connaissais un esprit des plus modestes et bien supérieur à toutes ces faiblesses. Il vous est bien permis toutefois d'éprouver de la satisfaction de ces heureux résultats, qui doivent être tout au moins pour vous un puissant encouragement à continuer vos soins à cette pauvre humanité souffrante. Chaque fois que je vois ces deux personnes sus-nommées, elles ne tarissent pas en éloges sur votre compte, et vous conservent au fond du cœur une profonde et sincère reconnaissance.

Mais, mon cher Docteur, vous parler de ces deux personnes n'était point mon but en vous adressant aujourd'hui cette lettre.

Pardonnez toutefois cette petite digression, qui ne peut vous être bien désagréable.

J'ai à vous entretenir actuellement d'une affaire d'une toute autre nature. Vous vous souvenez que l'année dernière, etc.

. . . .

Croyez, mon cher Docteur, à mes sentiments de bonne amitié.

L'abbé LABOURG,
15, rue du Faubourg-Montmartre, à Paris.

Hernie grave et ancienne

Monsieur le Docteur,

..... J'ai suivi votre traitement pendant 5 mois, qui a été terminé au mois de septembre l'année dernière. Je vous remercie beaucoup ; depuis cette époque mon hernie n'a pas reparu. J'avais des souffrances tous les jours à ne pas endurer ; aujourd'hui je ne souffre plus, je suis aussi robuste qu'auparavant.

Recevez, Monsieur le Docteur, mes bonnes amitiés.

J'en garderai toujours le souvenir.

VÉRET.

P.-S. Tilly-St-Georges, 12 février 1895.

.... Je m'associe de grand cœur à votre œuvre en vous autorisant à publier ma guérison ; je ne saurais jamais trop vous remercier.

VÉRET.

Hernie datant de 18 mois.

Le 6 mars 1894.

Monsieur,

Au commencement de l'année 1893, j'ai eu recours à vos lumières au sujet d'une hernie dont j'étais affligé depuis 18 mois ; vous m'avez indiqué le traitement à suivre, et un mois après j'étais radicalement guéri, sans avoir rien changé de mes habitudes, et sans bandage, ni opération, etc.

. . . .

C'est avec plaisir que je vous autorise à publier dans votre prochaine brochure le passage de ma lettre du 7 mars courant, relatif à la guérison de ma hernie.

Je vous adresse aujourd'hui 2 personnes malades, habitant la rue de Flandre, la mère et le fils. Cela fait 7 personnes que je vous envoie depuis ma guérison.

. . . .

BOYER, clerc d'huissier,
75, rue de l'Ourcq, Paris.

Hernie grave et ancienne chez un vieillard de 81 ans, guérie radicalement en moins d'un mois de traitement :

Monsieur le Docteur,

J'ai l'honneur de vous informer que la hernie inguinale que j'avais au côté droit a entièrement disparu, sans douleurs et sans fatigues, au bout de 20 jours de votre traitement, sans bandages ni opérations.

Veuillez agréer, etc.

CHABER,
Ancien officier d'Administration.
Génolhac (Gard), 17 janvier 1892.

Je m'empresse de confirmer le contenu de ma précédente lettre et vous autorise à publier l'observation dont vous venez de triompher si rapidement sur un sujet, et votre serviteur comptant 80 ans, depuis le 16 novembre 1891, et de nombreuses campagnes en Afrique et ailleurs.

CHABER,
Ancien officier d'Administration.
Génolhac (Gard), 20 février 1892.

Hernie scrotale énorme et varicocèle volumineux datant de plus de quarante-cinq ans, guéris par notre méthode, sans opérations ni bandages.

Paris, le 15 décembre 1891.

Je soussigné, ancien militaire, âgé de soixante-dix-neuf ans, demeurant à Paris, certifie avoir été radicalement guéri sans opérations ni bandages, par le docteur Guillaume de Ronval, d'une hernie scrotale épiploïque et d'un varicocèle énormes, que j'avais contractés en Afrique, étant au service. Cette tumeur volumineuse m'obligeait à rester continuellement couché ou étendu dans un fauteuil.

En quelques mois, j'ai été radicalement guéri de ces deux pénibles maladies qui ont fait le malheur de toute ma vie, par la méthode du docteur Guillaume de Ronval.

Il y a quatre ans de cela, et depuis ce temps je n'ai plus rien ressenti, et je suis plus ingambe que je n'ai jamais été de ma vie.

PIERRE RECOULES,
1, rue des Poissonniers.

Hernie chez une jeune fille.

28 juillet 1893.

Comme vous m'avez écrit dans votre lettre que je dois vous donner des nouvelles au bout de 25 jours sur la santé de ma fille, je vous dirai que depuis 5 semaines elle a quitté son bandage et fait tous les travaux du ménage sans être inquiétée de son hernie qui donc a été guérie en l'espace de trois mois. Moi, ma femme ainsi que tous mes enfants vous rendent les plus grands hommages, et c'est malheureux que toute l'Europe ne connaisse pas votre méthode, car on peut dire que c'est un grand bonheur pour l'humanité d'être guéri d'un mal qui jusqu'à présent a été incurable. Aussi soyez persuadé qu'aussitôt que ma fille travaillera, je ne regarderai pas à une dépense pour annoncer dans un journal de Versailles la guérison de ma fille par votre traitement. Aussi soyez persuadé que je n'oublierai pas ce que je vous dois; a partir d'hier elle ne suit plus votre traitement.

Nous venons donc encore une fois vous remercier à haute voix et nous vous prions de recevoir, etc.

W..., à Chaville (S.-et-O.).

P.-S. Je vous dirai que c'est avec plaisir que je vous autorise à publier ma dernière lettre; et moi, de mon côté, je ferai mon possible pour vous envoyer des clients.

W., à Chaville.

Double Hernie datant de 20 ans.

Je soussigné, Thévenard (François-Edouard), âgé de 59 ans, certifie avoir été guéri, sans bandage ni opération, de deux hernies que je portais depuis plus de vingt ans, par la méthode du docteur G. de Ronval.

Aussi j'engage tous les malades comme moi à lui demander son ouvrage, la *Médecine naturelle*, où ils trouveront les renseignements nécessaires.

Paris, le 15 janvier 1891.

THÉVENARD,
164, rue de Bagnolet, Paris.

Je soussigné, Thévenard Henri, autorise l'usage des certificats qui ont été délivrés par ma famille.

Paris, le 22 février 1895.

Je soussigné, âgé de 79 ans, demeurant à Paris, certifie avoir été guéri **en moins de deux mois**, par la méthode du docteur Guillaume de Ronval, d'une hernie inguinale qui, depuis plus de dix ans, avait résisté à tous les traitements.

Je les avais essayés tous, et, en quelques semaines, M. le docteur G. de Ronval m'a guéri radicalement, sans bandage ni opération.

C'est donc avec empressement que je l'autorise à publier cette attestation, dans l'intérêt des malades affligés comme moi de cette pénible infirmité déclarée incurable par tous les médecins.

A. B.

Varicocèle énorme datant de 25 ans.

Je certifie que M. le docteur Guillaume de Ronval m'a guéri radicalement, sans opération, et avec sa méthode spéciale, d'un varicocèle volumineux que je portais depuis vingt-cinq ans. Cette infirmité avait interrompu ma carrière, m'empêchant de monter à cheval. Je ressentais des douleurs, des pesanteurs à la moindre fatigue et aux changements de temps. J'avais en vain consulté tous les spécialistes les plus illustres.

Cet état de choses avait influé sur mon caractère, et j'avais des idées de suicide, surtout quand je fus obligé de donner ma démission.

Aussitôt que j'eus commencé le traitement du docteur Guillaume de Ronval, qui consiste à prendre quelques cachets de sa poudre chaque jour, mes douleurs cessèrent et mon varicocèle diminua de volume jusqu'à la guérison complète au bout de trois mois.

Jules D...,
Officier de cavalerie en retraite, chevalier
de la Légion d'honneur, percepteur à
X... (Meurthe-et-Moselle).

Hernie double ancienne.

Monsieur G. de Ronval,

Après quatre mois de votre traitement, je viens par la présente vous témoigner ma reconnaissance pour prouver l'efficacité et la valeur de vos bons conseils, de vos bons remèdes. Je déclare que, depuis plus de vingt ans, je souffrais d'une hernie double qui me faisait bien souffrir. Aujourd'hui, je peux travailler et voyager sans bandage.

Donc, je suis très heureux de vous en donner connaissance et pleine autorité d'annonce, en vous remerciant de tout cœur.

J'ai l'honneur, etc.

Crémeaux, le 17 novembre 1892.

R...

Hernie chez une dame. — Guérison.

Monsieur de Ronval,

Je m'empresse de vous informer que la hernie que j'avais du côté gauche a complètement disparu, grâce à votre traitement. Au bout de deux mois, il n'y paraissait pas le matin ; mais le soir ce n'était pas la même chose, il y avait un poids qui disparaissait difficilement, et cela a encore duré trois semaines.

Enfin, depuis quinze jours, je ne trouve plus trace de cette infirmité, et soyez persuadé que je ne manquerai pas d'engager les personnes qui en seraient atteintes de s'adresser à vous avec confiance.

Croyez, Monsieur, etc.

Femme CLÉROT.

Bus-Saint-Remy, ce 27 juillet 1893.

————

Monsieur le Docteur,

Comme vous me l'aviez promis dans votre première lettre, vos médicaments m'ont totalement guéri. J'aurais dû, me conformant à vos recommandations, vous écrire vingt-cinq jours après votre seconde lettre, mais ne sentant plus rien dès cette époque, j'ai attendu jus-

qu'à ce jour pour voir si j'étais véritablement guéri.
Voilà déjà trois semaines que je ne suis plus votre traitement, et cependant c'est comme si je n'avais rien
éprouvé de toute ma vie. Votre méthode est vraiment
merveilleuse, et on ne saurait trop la propager.

Tout ce que vous dites dans votre livre s'est absolument manifesté en moi. Aussi, Monsieur, soyez sûr que
je saisirai toutes les occasions de faire connaître votre
excellente méthode.

Recevez, etc.

P.-S. — Je vous permets de publier ma lettre, à une
condition : c'est que ni mon nom ni même mes initiales
ne se trouveront au bas de la lettre.

Bastia, 25 juillet 1893.

... Je viens, cher Docteur, vous témoigner toute ma
gratitude pour les bons soins que vous m'avez donnés...

Je vous en remercie bien sincèrement ; vous m'avez
sauvé la vie.

Croyez, cher Docteur, à ma plus vive reconnaissance.

2 juillet 1893.

S. à N...
Algérie.

Guérison d'une Hernie en 20 jours

Monsieur le Docteur,

... Je me suis fait visiter par notre médecin, le Dr A...,
lequel m'a déclaré que je n'avais plus de hernie.

Donc la hernie a disparu en 20 jours de traitement...

Les douleurs d'estomac et de poitrine ont beaucoup
diminué, comme je vous avais dit ; ce sont les suites de
l'influenza d'il y a 3 ans.

Pour ce qui concerne la cure des hernies, je vous ai
promis une propagande active : je tiendrai parole.

Vous pouvez faire de cette lettre l'usage qu'il vous
plaira.

Je termine en vous priant de recevoir mes salutations
les plus cordiales.

BRUNEAU MICHEL,
à Cheval-Blanc (Vaucluse).

5 décembre 94.

Notre Ceinture dynamique-gant

La **Ceinture Dynamique-gant**, appelée couramment **Ceinture Dynamique** ou **Ceinture gant**, qui se distingue par son **treillis spécial**, réunit toutes les qualités désirables ; elle est à **grands jours**, laisse évaporer la transpiration et permet la libre respiration des pores de la peau, ce qui non seulement la rend très **agréable** à porter, mais encore est conforme aux règles de l'hygiène.

Grâce à son **treillis spécial**, et à sa coupe créée suivant les règles de la science anatomique et médicale, notre *Ceinture-Gant* se moule, exactement, sur les formes naturelles du corps (chose rationnelle), qu'elle soutient d'une façon absolue sans *grossir* la taille ; tandis qu'avec les ceintures ordinaires *inextensibles*, c'est tout l'opposé qui se produit, puisque, dans ce dernier cas, c'est le *corps même* de la personne qui vient se mouler sur la ceinture, provoquant, par l'irritation qu'elles déterminent, des sueurs, démangeaisons et maladies de peau, etc.

La **Ceinture Dynamique-gant** n'a rien de commun avec les ceintures existantes, disgracieuses, qui entretiennent une chaleur et une moiteur continuelles, produisent des rougeurs et des démangeaisons intolérables, qui grossissent la taille... et ne maintiennent rien du tout, ce qui fait que les dames se résignent difficilement à en porter.

Notre **Ceinture-gant**, au contraire, tout en réunissant toutes les conditions au point de vue médical et hygiénique, est **coquette**, **élégante** et d'une extrême **solidité**.

Elle est indispensable dans toutes les affections de la matrice, descentes, antéversion, prolapsus de l'utérus, métrites, tumeurs, kystes de l'ovaire, suites de couches, grossesse, *reldchement* de la paroi abdominale, rein flottant, etc.

Elle peut être munie d'une pelote adaptée à tous les cas.

La **Ceinture Dynamique-gant** est indispensable aux dames qui souffrent des reins, qui craignent les fatigues de la marche, qui se tiennent péniblement debout. Portée comme hygiène préventive, elle sauvera d'une foule d'indispositions auxquelles la femme est sujette.

Les dames enceintes, de même que celles qui ont de l'embonpoint, ne peuvent se dispenser de porter notre **Ceinture-gant**; elle soutient **très agréablement** et fait disparaître toute fatigue ; de même pour les dames qui montent à cheval.

Vers l'âge de vingt-cinq ans, l'abdomen et la taille, chez la femme, ont des tendances à se développer.

Pour éviter cet inconvénient, la **Ceinture-gant** offre un moyen infaillible.

La **Ceinture Dynamique-gant** se moule au corps sans qu'il soit besoin de se serrer, et se plie sans gêne à tous les mouvements du corps. Par son emploi, les organes, n'étant plus abandonnés à eux-mêmes, **n'augmentent pas** de volume ; l'abdomen ne se surcharge pas de graisse, et la femme **conserve** sa taille jeune et souple.

En outre, la **Ceinture Dynamique-gant** est également indispensable à toutes les personnes, quel que soit leur sexe, qui se livrent aux exercices du corps, chasse, gymnastique, et surtout l'équitation ; les officiers, les sportmen y trouveront un bien-être extrême et un allègement à leurs fatigues, parce que la **Ceinture-gant** maintient à leur place respective les organes de l'abdomen, qui deviennent d'un volume disgracieux s'ils restent livrés à leur libre abandon, ce qui forcément **grossit** et **empâte** la taille et diminue l'ensemble d'élégance et de jeunesse. Elle préservera tous, hommes et femmes, des **hernies**, des éventrations, et enfin rendra de grands services aux personnes des deux sexes qui sont obèses.

Ses premiers effets sont de soutenir un abdomen trop volumineux, et progressivement de le ramener à des proportions normales, en faisant disparaître les **plis du ventre**, avantage inestimable chez les femmes qui ont les **parois abdominales distendues** par les grossesses répétées, l'hydropisie, **l'âge** et les maladies.

Pour toutes ses qualités, la **Ceinture Dynamique-gant** a été adoptée par les sommités médicales.

Voir à la fin (page 141) pour le prix et les mesures à donner.

Ambarès, 4 janvier 94.

Monsieur le Docteur,

Dans l'intérêt de l'humanité, je vous autorise à signaler dans votre prochaine brochure tout le bien que j'éprouve depuis que je porte votre Ceinture-Gant (3 ans).
— J'affirme même que l'ensemble de votre traitement m'a beaucoup soulagée et que mes forces reviennent sensiblement.

Veuillez agréer, Monsieur le Docteur, l'assurance de mes meilleurs sentiments.

Madame G...

Paris, 11 janvier 95.

Monsieur le Docteur,

Veuillez m'envoyer une nouvelle Ceinture-Gant sur mes anciennes mesures. J'espère en avoir autant de satisfaction que de celle envoyée il y a 2 ans.

Vous pouvez me l'envoyer contre remboursement, par colis parisien.

Madame L. M...

Saint-Maur, 19 février 95.

Volontiers, Monsieur, je vous autorise à publier tout le bien que je pense et ressens de votre excellente Ceinture Dynamique.

Par sa forme, l'élasticité de son tissu, sa légèreté, etc., votre ceinture est appelée à rendre les plus grands services soit dans les maladies de la matrice, soit (comme c'est mon cas) après un accouchement.

Agréez, etc.

Madame B. B...

Maladies des Femmes

Suites de couches, Métrites, Ulcérations, Engorgement, Granulations, Hypertrophie et Induration du col de l'utérus ou Museau de Tanche, Flueurs blanches.

Ecoulements muco-purulents, **Descente de matrice,** **Stérilité,** *Engorgement des reins.*

Tumeurs et Cancers de l'Utérus, des Ovaires et du ventre, Gravelle, Incontinence et Rétention d'urine, Hydropisie, Kystes de l'Ovaire.

GUÉRIS SANS OPÉRATION

« *Tota mulier in utero.* »

L'utérus (ou matrice) est le plus délicat de tous les organes. Sur cent femmes, 95 au moins sont plus ou moins malades. Suspendu par deux ligaments, au milieu des viscères de l'abdomen, en butte aux congestions menstruelles et aux grossesses, il se déplace avec une facilité inouïe, tantôt en avant ou en arrière, tantôt sur les côtés ou en bas (vulgò : **descentes de matrice).**

Teint pâle, avec chloro-anémie, dyspepsie, suppression des règles, ou bien hémorragies, lèvres et muqueuses décolorées, caractère inégal, désagréable, envie de pleurer ou de rire sans motif, névralgies fréquentes, accès nerveux, vapeurs, syncopes, accès d'hystérie même ; dégoût des aliments et de tout, vomissements, paresse, nonchalance générale, faiblesse extrême, palpitations, flueurs blanches abondantes, catarrhe ou écoulement vaginal muco-purulent, etc., telles sont les manifestations apparentes des maladies de la femme.

Cet état maladif nous indique toujours qu'il existe des ulcérations, engorgements, granulations, hypertrophie et induration du col de la matrice (museau de tanche), des déviations de l'utérus : anté ou rétro-flexion, anté ou rétro-version ; abaissement, descente ou chute de la matrice. — Ces symptômes sont toujours les avant-coureurs, si elles n'existent pas déjà, des graves maladies suivantes : **stérilité**, hémorragies ou pertes, avec ou sans polypes, fibrômes ; des **tumeurs** de toute nature, cancer, épithélioma, tumeurs fongueuses, kystes des ovaires, tumeurs fibreuses, squirrhes, etc., etc.

En un mot, le traitement des maladies de la femme, si souvent méconnues, que nous avons étudiées spécialement et que nous traitons avec tant de succès depuis de longues années, ne souffre pas la moindre négligence, pas le moindre retard.

Grâce à notre méthode et à notre grande expérience de ces tristes maladies, les personnes qui ressentent un ou plusieurs des symptômes que nous venons d'exposer n'ont plus besoin de se soumettre à des examens au spéculum, toujours pénibles, ni de faire des déplacements onéreux près des spécialistes. Avec les conseils qu'elles trouvent dans ce livre, elles peuvent se soigner et se guérir seules, à l'insu de tout le monde, ou mieux nous écrire, pour prendre nos conseils par correspondance, ainsi qu'il est dit au chapitre « *Traitement par correspondance* », pages 138 et suivantes.

―――――

Nous croyons indispensable de donner les renseignements qui suivent sur la manière de prendre les injections et sur notre canule spéciale :

CANULES ET INJECTEURS

Lorsqu'on fait des injections pour les maladies de la matrice, il est convenable de ne pas employer des liquides chauds, parce que, dans ce cas, la chaleur tend à ramollir, à relâcher des tissus auxquels un certain *ton* est nécessaire pour qu'ils puissent soutenir les organes internes. D'ailleurs, il est à remarquer que cette région du corps n'est pas sensible au froid (si ce n'est à l'époque des règles et pendant les suites de couches).

Toutefois, il ne faut pas que le liquide soit plus froid que l'air de la chambre dans laquelle on se tient habituellement.

Les écoulements connus sous le nom de *flueurs blanches* consistent quelquefois en humeurs très âcres, et occasionnent, à cause de cela, des cuissons ou d'autres malaises sur les parties saines qu'elles mouillent. C'est alors que les injections sont utiles pour soulager, en empêchant le contact des matières irritantes de se prolonger ; mais comme l'écoulement ne cesse pas, on conçoit qu'une injection ne puisse servir pour bien longtemps, les parties étant bientôt salies de nouveau : cela explique la nécessité de réitérer les injections, c'est-à-dire les lavages intérieurs, le plus souvent possible, si on veut en obtenir un vrai soulagement. Il convient de les renouveler, dans certains cas, toutes les trois ou quatre heures, c'est-à-dire environ cinq ou six fois par vingt-quatre heures.

Il ne sera pas inutile de donner ici quelques avis sur la manière de faire ce genre d'application. Beaucoup de femmes, éprouvant une grande répugnance pour les injections, n'en retirent presque pas de soulagement, à cause de la gaucherie avec laquelle elles les pratiquent. Cette répugnance n'est pas raisonnée, et nous engageons toutes les personnes que cela intéresse à ne considérer que le résultat, c'est-à-dire leur guérison, qu'elles rendront plus facile en faisant les choses avec calme, sans précipitation, ce qui est le vrai moyen de bien réussir. Le premier effet d'une injection, c'est de laver la partie affectée, d'entraîner au dehors toutes les malpropretés qui s'y trouvent retenues ; mais peut-on croire que cet effet sera obtenu avec une petite quantité de liquide ? Ce serait souvent se tromper. Lorsque les matières de l'écoulement sont purulentes, glaireuses, on ne parvient à les détacher des surfaces auxquelles elles adhèrent qu'en y faisant passer une grande quantité de liquide.

Et encore cela ne suffit pas toujours.

Il nous a été donné à cet effet, pendant que nous étions chargé des dispensaires, de faire des observations prolongées sur cet important sujet. Or, sur cent

femmes visitées après qu'elles venaient de prendre
une injection, une moyenne de 97 n'étaient pas plus
nettoyées après qu'avant.

Et cela se comprend, si l'on considère, d'une part,
que le vagin, qui a la forme d'un tuyau, se replie sur
lui-même comme une lanterne vénitienne ou comme
un chapeau gibus, lorsque la femme s'accroupit, et,
d'autre part, que les parois du vagin, qui sont toujours
accolées l'une contre l'autre, obstruent les trous de la
canule.

De ceci il résulte deux inconvénients: le premier,
c'est que le liquide qui ne peut sortir que par l'orifice
qui est au bout de la canule, est par ce fait impuissant
à baigner les parties que l'on veut imprégner, nettoyer,
injecter ; le second, peut-être plus grand encore, c'est
que ce jet unique est projeté directement sur le col de
la matrice. De sorte que cet organe, qui presque dans
tous les cas est malade, se trouve **irrité, rendu plus
malade encore par cette manœuvre qui a pour but de
le guérir.**

Il arrive, en outre, fréquemment, que les canules
en gomme rigide employées ordinairement blessent
l'intérieur de ces parties si délicates.

Pour ces graves motifs, nous avons fait construire
notre sonde molle (en caoutchouc) qui, entre les mains
les plus inexpérimentées, ne pourrait blesser et qui est
dépourvue de trous à son extrémité.

En outre, cette extrémité terminale est constituée
par un renflement destiné à isoler les parois vaginales
des trous de la canule, situés au-dessous de ce renflement et qui se trouvent, par conséquent, dans une
excavation.

Cette canule s'adapte à tous les appareils usités, et
doit être employée par toutes les dames qui lisent ces
lignes (v. p. 141).

En outre, pour compléter l'idée qui a présidé aux
lignes précédentes, nous avons fait confectionner un
petit nécessaire coquet et peu volumineux, qui renferme, outre notre canule, un énéma (injecteur), tout
en caoutchouc, et avec lequel on n'a ni bruit, ni air, et
un spéculum métallique de petit calibre destiné à être

employé chaque fois que les dames prennent un bain.

De plus, la tige centrale de ce léger spéculum est percée d'un grand nombre de trous qui permettent de l'utiliser pour prendre des injections en l'adaptant à notre énéma à la place de notre canule.

On comprend le but et l'utilité de notre nécessaire. Voir page 141.

Extrait du « Figaro » concernant les maladies des femmes (fibrômes) :

... Il n'est que trop facile de se rendre compte des désordres que doit provoquer la présence de ces hôtes incommodes, qui « mangent » littéralement toutes vives un grand nombre de femmes : 20 p. 100 d'après Bayle, 33 p. 100 d'après Broca, 40 p. 100 d'après Kolb, les épuisent et les torturent au point de leur rendre l'existence insupportable.

... Toute opération, eût-elle été merveilleusement « enlevée », laisse toujours derrière elle des mutilations lamentables.

Tel est l'avis formel de l'un des plus illustres praticiens d'outre-Manche, le docteur Kelth, un maître, cependant, et dont les triomphes chirurgicaux ne se comptent plus, qui, dans son enthousiasme, voudrait que, dorénavant, « *par devoir d'humanité* » (sic) il fût systématiquement sursis à toute opération sanglante.

(*Figaro* du 24 mars 1890.)

Emile GAUTIER.

Maladie réputée de langueur ou de consomption, et qui n'était autre qu'une descente de matrice avec chloro-anémie, flueurs blanches et affection grave des voies digestives.

Madame L..., 34 ans, est atteinte, depuis l'âge de 20 ans, de chloro-anémie ; elle a épuisé en vain toutes les ressources de la médecine ; son affection va s'aggravant chaque jour. La malade a perdu tout espoir de guérison.

Au mois de mai 1885, la malade présente les symptômes suivants : teint pâle, jaunâtre, décoloration très prononcée de la peau sous les yeux, lèvres et conjonc-

tives très pâles. Démarche chancelante, caractère som-
bre, envies fréquentes de pleurer, névralgies fréquentes, appétit nul, goût bizarre, dépravé. La malade
mange du charbon (pica); sensation d'un fer rouge
dans l'œsophage (pyrosis); vomissements, constipation
des plus opiniâtres, fluours blanches abondantes avec
crampes dans le creux de l'estomac, palpitations, faiblesse extrême.

Aucun de ses médecins ne l'avait examinée; et sur
mon désir de le faire : « C'est inutile, me répondit-elle,
je n'ai rien de dérangé dans le ventre ; d'ailleurs je
n'ai jamais eu d'enfants. » J'insistai, et voici ce que je
vis : une descente de matrice (antéflexion) très prononcée, métrite du col, ulcérations du col, hypertrophie
et induration du museau de tanche avec écoulement
muco-purulent. Je constatai en outre un empâtement,
un engorgement, dans la région des ovaires, qui me
parut inquiétant (menace de tumeurs, etc.); je me re-
levai point surpris et triomphant... J'avais donc raison
une fois de plus, et j'allais donc la guérir, cette malade
qui « n'avait rien de dérangé dans le ventre »!...

TRAITEMENT : *Tisanes Electro-Dynamiques verte* et
jaune, injections et lotions générales soir et matin avec
notre *Lotion Electro-Dynamique*, à l'aide de notre canule spéciale ; trois bains toniques par semaine avec
notre *poudre sulfureuse pour bains*, et ne pas oublier
l'emploi de notre spéculum (V. pages 161 et suivantes);
quatre *Disques Dynamiques* le long de la colonne vertébrale, pour maîtriser l'élément nerveux, et deux la
nuit sur l'abdomen ; emploi, le jour seulement, de
notre *Ceinture Dynamique-gant* (ne jamais employer de
pessaires); exercice au grand air, ne rien changer à
ses habitudes.. — (Voir à la fin les mesures à donner
pour les ceintures de dames.)

Après deux mois de ce traitement, les symptômes
inquiétants avaient disparu; la malade avait retrouvé
un calme bienfaisant; elle pouvait vaquer à ses occupations de ménage. — Au bout de quatre mois, la guérison était complète et, selon l'expression de Madame
L..., « il avait fallu à peine 4 mois pour lui rendre la
vie qui lui avait été enlevée pendant 14 ans ! »

Maladie de matrice. — Pertes blanches. — Hémor-
ragies abondantes

A Monsieur le Docteur G. DE RONVAL.

Je n'hésite pas à dire qu'étant naturellement très sceptique à l'égard des méthodes et des médications nouvelles pour moi, j'accueillis tout d'abord la *Médecine naturelle (la Dynamothérapie)*, préconisée par le Docteur GUILLAUME DE RONVAL, avec une certaine défiance, et que je n'ajoutai qu'une foi bien médiocre à tout ce que l'on racontait sur tous les résultats et les nombreuses guérisons qu'elle procurait.

J'ai eu l'occasion d'appliquer cette méthode tout récemment, et je dois avouer que j'en ai retiré grand profit pour la cliente qui était venue me consulter. Cette dame, âgée de 31 ans, habitant le département de l'Aisne, souffrait depuis plusieurs années d'une affection de la matrice, accompagnée de pertes blanches et d'hémorragies très abondantes, qui l'avaient épuisée, et qui avaient résisté à divers traitements prescrits par d'honorables confrères. Je proposai tout d'abord à ma cliente de pratiquer le curettage de l'utérus, opération sanglante, et non toujours bénigne, à laquelle elle refusa catégoriquement de se soumettre; c'est alors qu'en désespoir de cause, je résolus d'appliquer à ce cas la DYNAMOTHÉRAPIE OU MÉDECINE NATURELLE, sur les indications de son vulgarisateur, le Docteur Guillaume de Ronval, et j'eus la satisfaction d'obtenir, au bout d'un mois et demi de ce traitement, un résultat que les autres traitements n'avaient pu lui procurer.

Cette dame que j'ai revue hier continue à se bien porter et me remercie chaleureusement du succès obtenu, et d'avoir réussi, par un traitement très simple et absolument inoffensif, à mettre fin aux souffrances qu'elle a endurées pendant si longtemps.

Docteur MORA,
Officier d'Académie,
Ancien médecin-inspecteur du service de la protection des enfants
en bas âge, à Brunehamel (Aisne).

Maladies des Dames. Madame P. L..., 32 ans, à Saint-Germain-en-Laye, a une descente de matrice, des ulcérations du col et des flueurs blanches abondantes (c'est

son médecin habituel qui m'envoie tous ces renseignements), crampes dans le creux de l'estomac, anémie,
caractère inégal et désagréable, vapeurs, etc., en un mot
tout le cortège obligé de ces maladies.

Elle se traite par correspondance et est aujourd'hui
complètement et radicalement guérie, fraîche et rose et
heureuse de la vie.

Même *traitement* que ci-dessus.

___

**Descente de matrice. — Anémie. — Flueurs blanches.
— Douleurs continuelles.**

... La parente que je vous adressai il y a environ six,
semaines, pour la soigner d'une descente de matrices
avec anémie, flueurs blanches et douleurs continuelle,
dans le bas-ventre, qu'elle possédait depuis quatre ans.
m'écrit à l'instant pour vous remercier de sa guérison.
— Je vous renvoie donc, honoré docteur, ses remercie,
ments: « Aujourd'hui, me dit-elle, je puis travailler
« alors que je pouvais à peine me bouger, je n'ai plus de
« douleurs dans le bas-ventre, et je ne vois plus ces
« flueurs blanches qui me faisaient tant souffrir. »

Elle me prie en outre de vous demander si elle doit
continuer quand même l'usage de la CEINTURE DYNE-
MIQUE-GANT, ses injections avec la LOTION et VOS TISANAS
JAUNE et VERTE, qui lui ont fait tant de bien.

Voyez, Monsieur et honoré docteur, etc.

P.-S. Si elle doit continuer ses injections, veuillez lui
envoyer une nouvelle canule spéciale. Vous saurez ce
que cela veut dire, dit-elle, elle ne peut plus se servir
d'autres.

COUDERC JULES,
Antiquaire, place des Vosges, 17 et 19, Paris.

___

Monsieur le Docteur,

Je suis heureuse de vous confirmer mes précédentes
lettres: mes deux malades qui ont suivi votre *méthode
naturelle* par correspondance sont radicalement guéries;
je l'indique à toutes pour son efficacité et la facilité de
se soigner seules.

M. B.., sage-femme, à Angoulême.

Engorgement chronique de la matrice. — Flueurs blanches. — Entérite.

Monsieur et cher Docteur,

C'est avec reconnaissance que je dois vous faire part des services que vous nous avez rendus. Car ma femme, atteinte *depuis 12 ans* d'engorgement chronique de la matrice accompagné de flueurs blanches, plus inflammation des intestins qui lui occasionnait de fréquentes coliques, n'avait jamais pu trouver aucun remède pour la soulager. Dès la première huitaine qu'elle a fait usage de vos remèdes, elle a trouvé un grand soulagement, et toujours cela en continuant. La constipation a disparu ainsi que les coliques.

Recevez, Monsieur le Docteur, mes salutations respectueuses.

FABRE, entrepreneur de maçonnerie,
à Braslou (Indre-et-Loire).

P.-S. — J'autorise Monsieur le Docteur à publier ma lettre dans son entier, quand bon lui semblera.

TRAITEMENT : *Tisane jaune, tisane verte,* notre *sel de Sedlitz,* etc.

Déviation de matrice. — Troubles nerveux et digestifs. Soignée en 1892.

Monsieur le Docteur,

Il y a bien longtemps que je voulais vous écrire, pour vous dire merci de tout le bien que vous m'avez fait.

Je ne veux pas attendre plus longtemps, Monsieur le Docteur, sans venir vous offrir le tribut de ma sincère reconnaissance. Je le dis hautement, et à qui veut l'entendre : c'est à vous que je dois de passer encore quelques jours heureux sur la terre.

Je remercie Dieu qui a permis que je vous rencontre, et je lui demande instamment de vous rendre en bénédictions et en faveurs le bien que vous m'avez fait.

Que le bon Dieu vous conserve de longues années, pour le bien de la pauvre humanité souffrante, telles sont les vœux que je fais au commencement de cette nouvelle année.

Daignez agréer, Monsieur, etc.   Femme H.

A Saint-Martin-de-Lunet, 3 janvier 1895.

P.-S. — Je vous autorise pleinement à faire de ma lettre du 3 janvier ce que bon vous semblera; mais si cela ne fait rien, je préférerais qu'il n'y eût de mis que les initiales du nom propre.

Tumeur fibreuse énorme de la matrice. — Diabète.

M. le Docteur, permettez-moi de vous offrir un témoignage de ma vive gratitude pour les soins que vous avez donnés à ma sœur, Mme M.

Je soussigné, P. D..., officier de la Légion d'honneur, ancien préfet, ancien trésorier-payeur général, déclare que le docteur Guillaume de Ronval, demeurant à Paris, a guéri radicalement, sans opération, par sa méthode la *Dynamothérapie* ou *médecine naturelle*, Madame M..., atteinte depuis dix ans d'une tumeur fibreuse de la matrice.

Les différents professeurs de Facultés qu'elle avait consultés, lui avaient tous proposé l'opération chirurgicale; mais aucun d'eux ne nous garantissait la réussite de cette opération. C'était la mort.

Sa tumeur avait le volume d'une tête d'adulte, lorsque je l'ai conduite chez le docteur Guillaume de Ronval, sur la recommandation de son médecin habituel.

Pendant le traitement, elle n'a eu ni douleur, ni fièvre, ni perte de sang.

Elle était en outre atteinte du *Diabète*, dont elle est complètement guérie. — Lorsqu'elle a commencé le traitement, elle avait 75 grammes de sucre par litre; en quelques semaines cette quantité était tombée à 0.

P. D..., Nice, le 15 janvier 1888.

TRAITEMENT : comme ci-dessus, et ajouter sur la tumeur quatre *Disques Dynamiques*, la nuit pour la faire résorber (fondre), et le jour onctions avec notre *Pommade Electro-Dynamique*. — Pour le Diabète, voir p. 95 et suiv.

6*

Anémie, Chloro-Anémie, pâles couleurs. — Mlle J. R.., 19 ans, fille d'un consul général, a habité les pays chauds. Quand elle nous est amenée, elle semble une statue de cire; on se retourne pour la regarder. — Elle est verte, exsangue, mélancolique, nerveuse; sans appétit, sans goût pour rien; en un mot, elle ne vit pas.

Soumise à notre traitement, qu'elle suivit régulièrement grâce à sa facilité, nous la guérissons rapidement. — Depuis, elle est mariée et a un bel enfant.

TRAITEMENT : Nos *Tisanes concentrées verte* et *jaune*. Lotions générales froides et rapides, à l'aide d'une éponge, avec notre *Lotion Electro-Dynamique*, bains toniques à 30° de 40 minutes dans lesquels on verse un flacon de notre *Poudre sulfureuse pour bains*; quatre *Disques Dynamiques* le long de la colonne vertébrale.

Stérilité. — Marquise de X..., 32 ans, à Paris. Après avoir consulté tous les princes de la science, sans résultat, vint nous trouver.

Aujourd'hui elle a deux bébés magnifiques.

Madame G..., 34 ans, femme d'un employé supérieur à Lille, suivit notre traitement par correspondance; vient d'accoucher, il y a six mois, d'un gros garçon.

TRAITEMENT : Nos *Tisanes concentrées Electro-Dynamiques verte* et *jaune*, quatre *Disques* le long de la colonne vertébrale et quatre en ceinture sur l'abdomen la nuit seulement, pour réveiller les organes paresseux. Injections tièdes soir et matin avec notre *Lotion Electro-Dynamique*. Trois bains par semaine avec notre *Poudre sulfureuse pour bains*, et notre spéculum. (V. page 64.) Porter le jour notre ceinture-gant.

Convulsions chez les enfants
Accouchées et Nourrices

... « Je suis vraiment émerveillée des résultats surprenants que j'obtiens avec votre méthode ou *médecine naturelle*, avec vos *Disques et Tisanes Dynamiques*; chez mes nourrices, les mamelles regorgent de lait; aussi les poupons poussent comme des champignons, et les convulsions sont maintenant inconnues dans ma clientèle ; mes bébés qui en avaient sont guéris immédiatement et les autres n'en ont jamais, puisque je leur applique de suite un *Disque Dynamique* entre les deux épaules.

« Mes accouchées se remettent très vite et n'ont jamais de maladies consécutives : descentes de matrice, métrites, ulcérations, fleurs blanches, etc. Je leur fais prendre avant l'accouchement des bains toniques avec votre *Poudre sulfureuse pour bains.*

« Vos *Tisanes concentrées Electro-Dynamiques* les fortifient en purifiant le sang ; les injections pratiquées avec votre *Lotion Electro-Dynamique* tonifient leurs organes, et je ne connais rien de si doux que votre *sel de Sedlitz granulé* pour combattre leur constipation et faire passer le lait en trois jours chez les nourrices.

« Je prescris à toutes mes clientes l'usage de votre NÉCESSAIRE POUR DAMES, qui est réellement indispensable. » (V. pages 63 et suiv.)

Madame Maria V..., sage-femme, Paris.

Nota. — Pour les convulsions des enfants, les nouvelles accouchées et les nourrices, les Disques ne doivent jamais être rechargés (redynamisés), à moins de complications laissées à l'appréciation du docteur. — Les nourrices et les accouchées en mettent trois en ceinture sur l'abdomen.

NOUS TRAITONS ET GUÉRISSONS TOUTES LES

TUMEURS, les CANCERS, FISTULES, HEMORRHOIDES, HERNIES, LOUPES, VARICOCÈLES, SARCOCÈLES, HYDROCÈLES, etc.

sans opération, ni caustique, ni fer rouge, par notre méthode :

La DYNAMOTHERAPIE ou MEDECINE NATURELLE

Phlébite datant de 29 ans. — Suite de couches.

Très honoré confrère,

Je viens vous remercier, et en même temps vous adresser mes plus sincères félicitations pour le résultat étonnant que vous avez obtenu par votre traitement Dynamothérapique si savamment appliqué à ma parente.

En effet, elle avait été atteinte, en 1870, par suite de couches, d'une phlébite à la jambe gauche, qui avait laissé tout le long du membre une induration considérable.

Cet état de choses durait depuis vingt ans, sans que rien n'ait pu le modifier : vous venez de tout faire disparaître ; merci encore une fois, et recevez, très honoré confrère, avec tous mes compliments, mes meilleures salutations.

Paris, le 4 mai 1890.

Docteur JOSSET,
Ancien médecin de l'Assistance publique,
Adjoint au maire du 18e arrondissement,
28, rue des Abbesses, Paris.

TRAITEMENT : Frictions et massages électro-statiques continus et faradiques à notre Institut. — *Tisanes concentrées Electro-Dynamiques verte et jaune, Sels de Sedlitz et de Vichy granulés*, pour liquéfier le sang et combattre la diathèse rhumatismale. Trois bains par semaine avec notre *Poudre sulfureuse pour bains*.

On peut se passer des massages électriques en les remplaçant par deux ou trois *Disques Dynamiques*, selon l'étendue de l'empâtement.

Cancer ulcéré de la matrice.

Monsieur le Docteur Guillaume de Ronval,

Je n'ai pas oublié avec quel talent et quel dévouement vous avez soigné, il y a trois ans, ma femme atteinte d'un cancer ulcéré à la matrice, qui la faisait souffrir le martyre.

J'engage donc les personnes qui ont des maladies dites incurables, comme elle, à s'adresser à vous pour être traitées par votre méthode, la **médecine naturelle** (**Dynamotherapie**), sans opération, sans cautérisation au fer rouge, ni caustique, ni mutilation.

Je vous donne un témoignage public de ma vive reconnaissance et vous autorise à le publier dans l'intérêt de tous les malheureux malades abandonnés des médecins et voués à une mort certaine et horrible.

Toute ma famille se joint à moi, ainsi que mes enfants.

Veuillez, Monsieur le Docteur, croire à notre reconnaissance éternelle ; nous ne saurions trop vous remercier des bons soins que vous avez eu la bonté de prodiguer à notre chère malade.

Paris, 5 juin 1891.

THÉVENARD,
164, rue de Bagnolet.

Je soussigné, Thévenard Henri, autorise l'usage des certificats qui ont été délivrés par ma famille.

Paris, le 22 février 1895.

TRAITEMENT : Nos *Tisanes concentrées Electro-Dynamiques verte* et *jaune*, quatre *Disques Dynamiques* en ceinture sur l'abdomen la nuit seulement ; le jour onction avec notre *Pommade Electro-Dynamique*, matin et soir faire une injection avec notre *Lotion Electro-Dynamique* ; introduire dans le vagin à l'aide du doigt notre *Pommade Electro-Dynamique* qui descend parfaitement lorsque la malade est couchée sur le dos.

Cancer du sein.

Mon cher confrère,

Je suis heureux de certifier le fait suivant : Ma cliente Mme la comtesse de G..., de Paris, est une jeune femme, âgée de 80 ans, atteinte d'une tumeur de nature cancéreuse au sein gauche. — Après avoir suivi divers traitements inefficaces, son mal avait acquis un volume énorme. Cette tumeur était ulcérée, sanglante, nauséabonde et adhérait aux côtes ; et malgré cela, la malade refusait toute opération sanglante : il fallait donc succomber !

C'est alors que je vous l'adressai. — En fort peu de temps vous l'avez guérie par votre **méthode Dynamothérapique** ou *Médecine naturelle*, c'est-à-dire sans opérations, ni cautérisations au fer rouge, etc.

Docteur R...

Novembre 1889.

Traitement général avec mes *Tisanes concentrées Electro-Dynamiques Verte et Jaune, quatre Disques Dynamiques* le long de la colonne vertébrale la nuit, et lavage chaque jour avec ma *Lotion Electro-Dynamique*, et ensuite pansements avec ma *Pommade Electro-Dynamique*.

Hydrocèle déclarée incurable.
17 oct. 1894 : PREMIÈRE CONSULTATION.

7 décembre 1894 :

Monsieur le Docteur,

J'ai attendu un peu longtemps pour vous écrire ; je voyais une grande diminution dans ma maladie. Aujourd'hui je suis guéri.

B. C.

À Rougemont, territoire de Belfort.

Ulcère cancéreux de la jambe et phlébite.
Château-Thierry, le 30 janvier 1894.

Monsieur le Docteur,

J'étais atteint depuis dix ans d'un ulcère variqueux de la jambe gauche.

Cette horrible plaie (cinq centimètres de diamètre et un centimètre de profondeur) me faisait souffrir comme un martyr. (J'ai un métier très dur : maçon.) J'avais usé de tous les remèdes, j'étais découragé, lorsqu'il y a quel-

ques mois je vous écrivais pour recevoir votre traitement par la *Médecine naturelle*.

J'y trouvais le mal dont j'étais atteint et depuis deux
mois, je suis le traitement indiqué : *Tisanes Verte et
Jaune, Lotion et Pommade Electro-Dynamiques, Sel de
Sedlitz de Ronval)*. Aujourd'hui la plaie est complètement refermée.

Je viens donc par ces quelques lignes remercier
Monsieur le Docteur et en même temps lui demander si
.....etc.

Signé : BILLOIS Firmin,
maçon, rue de la Madeleine, 48,
à Château-Thierry (Aisne).

Ulcère variqueux. — M. V., 54 ans, négociant à Cosne
(Nièvre), ulcère variqueux à la jambe gauche, très ancien, traité longtemps par la médecine classique sans
succès.

Guéri en un mois sans interrompre ses occupations
par nos *Tisanes concentrées verte et jaune Electro-Dynamiques*, notre *Lotion* et notre *Pommade Electro-Dynamiques, Sel de Sedlitz Ronval*; s'est soigné seul.

Epithélioma du sein. — Madame L..., de Moscou
(Russie), a été traitée sans succès par le fer rouge. Guérie en deux mois par notre méthode, par correspondance.

TRAITEMENT : Nos *Tisanes Verte et Jaune*. Quatre *Disques Dynamiques* le long de la colonne vertébrale la
nuit, comme modificateurs généraux. Lavages matin et
soir avec notre *Lotion Electro-Dynamique*, et ensuite
pansements avec notre *Pommade Electro-Dynamique*.

Polype du nez. — M. F..., à M. (Seine-et-Marne),
40 ans, polype muqueux du nez déjà opéré deux fois
sans être guéri. Guéri en deux mois par la *Médecine naturelle*.

TRAITEMENT général avec notre *Tisane Verte* et notre
Tisane jaune. Quatre *Disques Dynamiques* le long de la
colonne vertébrale, la nuit seulement comme substitu-

tifs. Olfactions (reniflages) soir et matin avec *Lotion Electro-Dynamique* et respirer fréquemment dans la journée notre *Poudre sulfureuse pour boisson* (une mesure dans un verre d'eau tiède). *Sel de Sedlitz de Ronval* comme rafraîchissant.

Loupe au front. — Madame Ch. L..., 30 ans. — Guérie en dix-huit jours par correspondance avec notre **Méthode** ou **Médecine naturelle**. Pas de cicatrices.

TRAITEMENT général avec nos *Tisanes Electro-Dynamiques concentrées Jaune et Verte*. Un *Disque Dynamique* sur chaque loupe, la nuit seulement, et le jour pansement avec notre *Pommade Electro-Dynamique* recouverte de compresses trempées dans notre *Lotion Electro-Dynamique*.

Fissure anale. — Hémorrhoïdes.
Le 20 février 1895.

Monsieur le Docteur,

En suivant exactement les indications contenues dans votre méthode et aussi par consultations et par lettres auxquelles vous avez bien voulu répondre, j'ai pu enfin me guérir radicalement d'une fistule à l'anus et d'hémorrhoïdes qui me faisaient souffrir cruellement depuis plus d'un an, malgré les remèdes que j'avais employés à cet effet. Ayant entendu parler de vous, M. le Docteur, j'allais vous voir et me faire consulter ; j'ai suivi vos conseils, et en quelques mois, toutes mes douleurs ont complètement disparu et ma santé très ébranlée s'est non seulement modifiée, mais je puis le dire en toute sincérité, je possède maintenant une santé parfaite.

Je viens donc aujourd'hui, M. le Docteur, vous adresser non seulement mes remerciements, mais vous prier de vouloir bien, au nom de l'humanité, faire insérer, lors d'une prochaine édition de votre méthode, ma guérison qui pourrait peut-être servir de phare à ceux qui souffrent et qui désespèrent de guérir.

Recevez, M. le Docteur, l'hommage de ma reconnaissance et de mon respect.

Madame COMTE.
100, rue Amelot, Paris.

TRAITEMENT : *Tisane jaune, tisane verte*, lavages avec *Lotion Electro-Dynamique*, onctions avec ma *Pommade*, *Sel de Sedlitz* rafraîchissant de Ronval.

Monsieur,

Il y a longtemps déjà que j'aurais dû vous écrire; mais j'attendais toujours afin de vous écrire en connaissance de cause, et cette fois je viens vous remercier de grand cœur, car j'ai obtenu un soulagement avec votre médication que je n'osais même pas espérer.

En effet, je suis très bien guéri du mal que j'avais dans le nez, et votre traitement m'a guéri en même temps des démangeaisons que je vous avais signalées et qui étaient si rebelles aux autres traitements.

J'ai obtenu leur disparition par l'emploi de vos tisanes jaune et verte, de vos disques et une simple onction sur les parties malades avec votre pommade.

Maintenant mon nez est beaucoup moins coloré qu'il ne l'était ; j'ai obtenu ce résultat par les fumigations avec votre poudre sulfureuse et une onction ensuite avec votre pommade, les lotions avec les plantes aromatiques et votre lotion électro-dynamique.

Je fais aussi usage de votre poudre sulfureuse pour boisson pour un enrouement, et je m'en trouve très bien.

Aujourd'hui je vis en paix, au lieu que lorsque je me suis adressé à vous, je me désolais, car je me demandais si j'allais guérir ; mais aujourd'hui j'en suis certain, et c'est à votre médecine que je le dois; je souhaite que tous les malades en fassent connaissance et aient autant de réussite que moi.

Monsieur, si cela vous fait plaisir de publier ma lettre, vous pouvez le faire en ne signalant que mes initiales.

Veuillez, etc..

A. B.,
à Puteau, commune de Méreau,
par Vierzon (Cher).

Verrue sur le nez. — Mlle L. G... (Côte-d'Or). Désagrégée et guérie en 15 jours, par notre traitement par correspondance.

TRAITEMENT : le même que ci-dessus.

Bouton de naissance au milieu de la joue. — M. P. B..., Lyon, 36 ans. Désagrégé et guéri en vingt jours par notre méthode de correspondance.

TRAITEMENT : le même que ci-dessus, en y ajoutant l'usage journalier du *Sel de Sedlitz de Ronval* comme rafraîchissant (il est bureaucrate).

Anthrax du dos, chez un diabétique. — M. L. V., 49 ans, à Tours. — Guéri en 15 jours par correspondance avec la *Médecine naturelle*.

TRAITEMENT : Quatre *Disques Dynamiques* le long de la colonne vertébrale. Nos *Tisanes Concentrées Electro-Dynamiques Verte et Jaune*. Lavages soir et matin avec notre *Lotion Electro-Dynamique*, et pansement avec notre *Pommade Electro-Dynamique* recouverte de compresses trempées dans notre *Lotion*.

Régime et prescriptions des diabétiques (V. page 95).

Ulcère rongeur de la langue. — M. V. R.., négociant à Marseille. — Guéri en six semaines par correspondance avec notre Méthode, la *Médecine naturelle*.

TRAITEMENT : Tisanes *Electro-Dynamique Jaune ou Verte*. Quatre *Disques Dynamiques* jour et nuit le long de la colonne vertébrale comme substitutifs modificateurs généraux.

Gargarismes fréquents (lavages de la bouche) dans la journée avec notre *Lotion Electro-Dynamique* et notre *Poudre sulfureuse pour boisson*, alternativement. *Sedlitz granulé de Ronval* comme rafraîchissant. *Pommade Electro-Dynamique* sur les ganglions (glandes au cou).

Lipôme. — Madame P..., à Paris, 55 ans. Enorme lipôme du creux épigastrique. Exfolié et guéri en un mois.

TRAITEMENT : *Tisane Verte et Tisane Jaune.*

2 *Disques* appliqués la nuit sur la tumeur et pansements le jour avec notre *Lotion* et notre *Pommade Electro-Dynamiques.*

Tumeur et fistule de la bouche — Guérison radicale

La Seyne-sur-Mer, 6 janvier 1895.

Monsieur le Docteur,

Je suis heureuse aujourd'hui de pouvoir vous remercier et vous témoigner ma plus vive reconnaissance, car véritablement je suis une ingrate de ne pas vous avoir dit, depuis plus d'un an que j'ai quitté votre merveilleux traitement, qui m'a donné une guérison radicale, que je possède maintenant une santé comme je n'en avais jamais eue de ma vie. *Cher Docteur, je suis guérie radicalement* de la tumeur et de la fistule que j'avais dans la bouche. Ah ! cher Docteur, c'est à vous que je dois ma vie et mon heureuse existence; je ne puis, sur ce papier, vous transcrire toute ma reconnaissance, etc., etc.

Je vous autorise à publier ma lettre avec les initiales.

P. P.,
Chez Mme L.

TRAITEMENT : *Tisane Jaune, Tisane Verte, Lotions Electro-Dyn.* 3 cuill. à bouche dans un litre d'eau bouillie froide en gargarismes. 4 *Disques* le long de la colonne vertébrale, comme substitutifs généraux.

Hémorrhoïdes internes et externes et Fistule à l'anus. — Je vous autorise pleinement à publier ma déclaration, constatant que par vos remèdes j'ai été guéri d'hémorrhoïdes internes et externes ulcérées, dont je souffrais horriblement depuis huit ans, et d'une fistule de l'anus.

J'ai été guéri, par correspondance, en faisant usage de votre *Tisane Verte* et de votre *Tisane Jaune*, et en faisant des pansements avec votre *Lotion* et votre *Pommade Electro-Dynamiques.* Chaque matin, je prenais deux cuillerées à café de votre *Sel de Sedlitz granulé*.

Les bains de siège avec votre *Poudre sulfureuse pour bains* sont souverains. Je les recommande à tous les malades affligés comme je l'étais.

A. P., instituteur à G...

Le 4 octobre 1889.

Hémorrhoïdes internes et externes.

Ambarès, le 4 janvier 1894.

Je me suis servi de votre pommade pour des hémorrhoïdes externes et internes ; j'en ai moi-même cédé des pots à quelques personnes, qui ainsi que moi n'ont que des félicitations à vous adresser. — Toutes démangeaisons ont disparu en 3 mois, et si à de rares intervalles elles reviennent, une ou deux frictions suffisent à les expédier ; je pourrai aussi vous fixer nombre de cas où je l'emploie et dans lesquels elle a toujours été efficace. Aussi j'en ai toujours un pot à ma disposition. M. G....

Ataxie locomotrice d'origine syphilitique. — Incontinence d'urine. — Impuissance absolue.

J'ai adressé l'an dernier, au docteur Guillaume de Ronval, Monsieur P. de R..., conseiller de préfecture, ataxique d'origine syphilitique depuis cinq années avec crises dans les organes génito-urinaires, fréquemment accompagnées d'incontinence d'urine et d'impuissance absolue.

M. P. de R... nous a affirmé que sitôt qu'il eut commencé le traitement *Dynamothérapique* (par les *Tisanes et les Disques Dynamiques*), il vit disparaître ces troubles si douloureux et si pénibles, « qui placent les malades, nous disait-il lui-même, en dehors de toute vie sociale ».

Au bout de cinq mois de traitement, il était complètement guéri.

Il est venu dernièrement me voir ; et sa guérison est radicale et ne s'est pas démentie.

Docteur J.

TRAITEMENT : comme dans le cas suivant.

Ataxie locomotrice. — Tabes dorsalis suite d'abus. —
M. S. G., 30 ans, ancien étudiant, Vienne (Dauphiné).
— Ataxie locomotrice, suite d'excès de jeunesse et
d'abus de plaisirs. Sa maladie, qui date de trois ans, a
résisté à tous les traitements classiques. — Suit notre
traitement par correspondance et, après quelques mois,
est complètement guéri.

TRAITEMENT : *Tisane Verte* et *Tisane Jaune concentrées Electro-Dynamiques*, quatre *Disques Dynamiques*
le long de la colonne vertébrale. Notre *Sel de Sedlitz
granulé.*

Trois bains sulfureux par semaine avec notre *Poudre
sulfureuse pour bains.*

Maladies du cœur. — Anévrisme. — Oui, vous pouvez sans hésiter faire le traitement du docteur Guillaume de Ronval. Une dame Y. R., de mes amies,
rentière à Gap, âgée de 58 ans, atteinte comme vous
de cette infirmité si pénible, depuis 64 ans, s'est guérie
seule par correspondance, sans dérangement et sans
rien changer à ses habitudes, en suivant le traitement
du docteur Guillaume de Ronval.

Comte C. DE T.,
officier de l'Instruction publique, Paris.

TRAITEMENT : Nos *Tisanes concentrées Electro-Dynamiques Jaune et Verte*. Deux *Disques Dynamiques* la
nuit sur la région du cœur. Frictions soir et matin avec
notre *Lotion Electro-Dynamique* et onctions avec notre
Pommade Dynamique.

Maladie de foie. — Monsieur le docteur, je m'empresse de vous renouveler mes sentiments de gratitude.
Cette année encore, ma maladie de foie, qui depuis plus
de 15 ans avait résisté à tous les traitements, a été guérie
au bout de trois mois, comme vous me l'aviez annoncé,
par votre traitement Dynamothérapique ; il y a de cela
3 ans, et depuis, ma guérison s'est admirablement
maintenue.

Soyez persuadé, Monsieur le Docteur, que je ferai

tout ce qui sera possible pour faire connaître votre Méthode naturelle dans ma nombreuse clientèle.

Jean PARENTEAU.

Boulevard Bonne-Nouvelle, Paris.

TRAITEMENT: *Tisane verte, Tisane jaune*, cataplasmes d'herbes sur la région du foie, le jour ; et application de 4 *Disques Dynamiques* la nuit. Notre *Sel de Vichy granulé*. (Les cataplasmes d'herbes ne sont nécessaires qu'en cas de douleurs violentes, ou menace d'abcès du foie. Dans les autres cas, on fait des frictions avec notre *Pommade Electro-dynamique*, et on recouvre, d'ouate.) Prendre des bains avec notre *Poudre sulfureuse pour bains* (2 à 3 par semaine).

Albuminurie. — M. P. V., 70 ans, à Romorantin, après avoir été très gros et très vigoureux, dépérissait de jour en jour, toujours maladif, maigrissait et s'affaiblissait.

Les médecins de son pays le traitèrent pour de l'anémie, ou toute autre maladie... sans résultat.

Lorsqu'il nous écrivit, il nous envoya, sur notre demande, de l'urine de la nuit, pour être analysée en notre laboratoire d'Uroscopie : elle renfermait de l'albumine en grande quantité.

En trois mois de notre traitement par correspondance, il fut radicalement guéri, reprit ses forces, son embonpoint et son entrain d'autrefois (il est ménétrier dans les bals publics).

TRAITEMENT: Nos *Tisanes Electro-Dynamiques Jaune et Verte*, nos *Sels granulés de Sedlitz et de Vichy*. Trois bains par semaine avec notre *Poudre sulfureuse*. Quatre *Disques* en ceinture sur les reins.

Vivre comme d'habitude, mais éviter les excès.

Albuminurie

... Que je suis heureuse de ne plus souffrir, et combien je vous suis reconnaissante de m'avoir rendu la santé perdue ! Aussi vous êtes et vous serez toujours dans toutes mes prières...

25 septembre 1893.

... C'est avec un bien grand plaisir que je viens encore vous dire que je continue d'aller bien...

J'ai passé cette dernière quinzaine sans appliquer les disques, comme vous me l'avez dit, et je ne m'en trouve pas du tout plus mal...

10 octobre 1893.

... C'est avec joie que je viens vous dire que ma santé continue à être bonne... De ma maladie, je n'en souffre plus du tout : j'ai bon appétit, bon sommeil, bonnes jambes.

13 novembre 1893.
P. B. Paris.

Gravelle, Goutte, Coliques néphrétiques, Lumbago

Mon cher Confrère et Ami,

Je suis bien obligé de croire à vos **Tisanes concentrées Electro-Dynamiques**, à vos **Eaux granulées** et à vos **Disques Dynamiques**, puisqu'ils m'ont guéri complètement de la gravelle que vous me connaissiez depuis si longtemps, et cela, sans que je m'en doute, pour ainsi dire, tant votre méthode est simple.

Les **Disques** (quatre) appliqués sur les reins ont triomphé immédiatement des lumbagos et coliques néphrétiques qui me torturaient si fréquemment.

J'ai traité des goutteux de la même façon, puisque la diathèse est la même ; votre *Pommade Electro-Dynamique* est souveraine pour calmer la douleur des articulations enflammées et faire disparaître la tuméfaction (l'enflure, l'engorgement), c'est un rêve.

M. X..., 51 ans, Docteur-Médecin,
à N...

Le Traitement est celui que nous avons indiqué ci-dessus pour l'albuminurie. — Pour la goutte, on ajoutera des frictions avec notre **Pommade Electro-Dynamique** sur les articulations malades, que l'on entourera ensuite d'ouate, et les *disques* des reins sont promenés, tantôt sur le foie, tantôt sur la vessie, et sur les articulations sujettes à se prendre, mais avant l'accès déclaré.

Pour le régime, voir pages 125 et suivantes.

Goutte.

Monsieur le Docteur Guillaume de Ronval,

Je vous adresse un de mes braves agents qui souffre de la goutte, pour que vous lui fassiez suivre votre traitement par correspondance, comme moi.

Il est rebuté de se droguer ; mais voyant les résultats que j'ai obtenus avec votre traitement spécial, il s'est décidé, comme d'autres qui vont vous écrire, à me demander quel était le Docteur qui m'avait ainsi sauvé, car tous ici me croyaient estropié pour le reste de mes jours.

M. D..., Hôtel-de-Ville, à Marseille
(Bouches-du-Rhône).

TRAITEMENT : *Tisanes concentrées Electro-Dynamiques Verte et Jaune du docteur G. de Ronval,* notre *Sel granulé de Vichy* et notre *Sel de Sedlitz;* et s'il y a gonflement et douleurs, onctions avec notre *Pommade Electro-Dynamique* recouverte d'ouate. Deux ou trois *Disques Dynamiques* appliqués, avant les accès, sur les articulations sujettes à se prendre.

Régime, voir pages 125 et suivantes.

Goutte. — ... Je suis heureux de vous dire que le traitement avec vos *Tisanes concentrées Electro-Dynamiques Jaune et Verte* a produit le plus heureux effet sur le malade atteint de la goutte, dont je vous avais parlé; votre *Pommade Electro-Dynamique* calme et fait disparaître l'enflure immédiatement.

Docteur D.., à Oordegem (Flandre orientale).

Goutte héréditaire.

M. S. V..., 57 ans, vigneron à Joigny (Yonne). Souffre depuis longtemps de la goutte héréditaire dans sa famille. Vient d'abord nous voir à Paris, et se conforme ensuite à notre traitement par correspondance (le même que ci-dessus), en y ajoutant des bains avec notre *Poudre sulfureuse pour bains*.

Aujourd'hui radicalement guéri.

Calculs biliaires. — Mme D:.., 39 ans, à Avignon (Vaucluse), était malade depuis plusieurs années. Des professeurs consultés avaient déclaré : l'un, qu'elle était hystérique ; l'autre, qu'elle se mourait de consomption tuberculeuse des poumons. Elle présentait, en effet, des symptômes étranges : elle tombait, pendant des journées entières, dans une sorte d'état cataleptique, avec perte de la voix et refroidissement général ; elle était tellement amaigrie, qu'on distinguait facilement, à travers la paroi abdominale, la vésicule du fiel énormément distendue.

TRAITEMENT : Grâce à l'emploi suivi de mes *Tisanes concentrées Electro-dynamiques Verte et Jaune,* application sur la vésicule biliaire de cataplasmes d'herbes, quatre *Disques dynamiques* sur les sommets des poumons (2 devant, 2 en arrière) pour calmer une toux irritative, et l'usage de mes *Eaux granulées de Vichy et de Sedlitz,* Mme D... rendit, dans l'espace de cinq mois, plus de cent cinquante calculs biliaires de différentes grosseurs, et sa santé se rétablit complètement. Depuis six ans, elle ne s'est pas démentie de nouveau ; mais elle a continué les prescriptions hygiéniques et de temps en temps les médicaments qui lui ont si bien réussi !

Hémiplégie. — De passage à Paris, nous avons eu la bonne fortune de visiter l'**Institut dynamothérapique de France**, que dirige avec autant d'intelligence que de philanthropie M. le docteur Guillaume de Ronval.

La malade que nous avions l'occasion de présenter à notre confrère a pu bénéficier presque instantanément du traitement inauguré par notre savant collègue, et elle emporte, avec une guérison certaine, le meilleur souvenir de l'Institut.

C'est une méthode que l'on devrait vulgariser dans le monde entier, au grand profit de ceux qui souffrent et qui attendent longtemps après une guérison qu'ils trouveraient sûrement avec la méthode du Docteur Guillaume de Ronval.

J.-L. MORA,
Docteur en Médecine de la Faculté de Paris
Officier d'Académie, Brunehamel (Aisne).

Traitement : Cette malade, atteinte d'Hémiplégie droite depuis plusieurs années, fut soumise, à notre Institut, aux frictions et massages électriques pendant quelques jours, puis continua ensuite son traitement dans son village : quatre *Disques dynamiques* le long de la colonne vertébrale, deux le long du bras et deux le long de la jambe malade. — *Tisane jaune et verte* et *Sel de Sedlitz granulé*. Trois bains par semaine avec notre *Poudre sulfureuse pour bains*.

Paralysie générale datant de trente années.

Monsieur le Docteur G. de Ronval,

Depuis plusieurs années (trente ans), je souffrais d'une paralysie générale ; après l'application de votre **système dynamothérapique**, la **médecine naturelle**, une merveilleuse amélioration s'est produite.

Je crois être utile à tous les malades, en leur signalant un moyen si facile, si sûr et inoffensif.

Agréez, Monsieur, mes civilités empressées.

A. Durand,
Avenue du Maine.

Même Traitement que ci-dessus.

MALADIES NERVEUSES : Convulsions. — Danse de Saint-Guy. — Epilepsie. — Spermatorrhée. — Impuissance. — Apoplexie. — Paralysie. — Neurasthénie.

Honoré Confrère,

J'obtiens journellement des résultats inespérés avec votre méthode *la Médecine naturelle*, dans les maladies nerveuses ; vos **Tisanes concentrées électro-dynamiques** sont héroïques aussi bien dans les convulsions et la chorée (danse de St-Guy) du jeune âge, que dans l'Epilepsie, la Spermatorrhée et l'Impuissance.

Mais ce qui me surprend, c'est la rapidité de l'efficacité de votre traitement dans l'apoplexie et les paralysies consécutives. Les *Disques Electro-Dynamiques* et les lotions générales froides, avec votre *Lotion Electro-Dynamique*, joints à l'usage de vos tisanes, viennent à bout des cas les plus désespérés.

(Extrait d'une lettre du Docteur N...., professeur à Louvain.)

Maladie grave de la moelle épinière. — Paralysie des quatre membres (paraplégie)

M. D. S..., mon client, 45 ans, marchand de chevaux à Pont-Audemer (Eure), était paralysé des quatre membres depuis plus d'une année et avait été soumis au traitement classique pour une maladie grave de la moelle épinière. Son médecin avait épuisé les caustiques, les vésicatoires, les irritants de tous genres, et à douze reprises il l'avait brûlé au thermo-cautère du haut en bas de l'épine dorsale.

Malgré tout, son état empirait.

C'est alors que je lui envoyai le livre du docteur Guillaume de Ronval. Il se traita par correspondance, et au bout de 25 jours il était sur pied.

Depuis trois ans, il se porte bien, et se livre même impunément aux excès alcooliques, apanage ordinaire de sa profession.

A. de F.

TRAITEMENT : Quatre *Disques Dynamiques* le long de la colonne vertébrale, deux le long de chaque membre. *Tisane verte* et *Tisane jaune concentrées électro-dynamiques, Sel granulé de Sedlitz du docteur G. de Ronval,* friction le long de la colonne vertébrale avec la *Lotion électro-dynamique du docteur G. de Ronval.* Trois bains par semaine avec notre *Poudre sulfureuse pour bains.*

Apoplexie. — Guérison radicale

Monsieur,

Je viens vous signaler l'effet que m'a produit le traitement du Dr Guillaume de Ronval.

Après une violente attaque d'apoplexie, je fus paralysé du côté gauche et principalement de la jambe, qui ne me portait plus. Je me soumis à son traitement par correspondance, et immédiatement je ressentis un grand mieux. Aujourd'hui, grâce à ce traitement, je suis tout à fait guéri.

TRAITEMENT : Nos *Tisanes concentrées Electro-Dynamiques Jaune et Verte;* notre *Sel granulé de Sedlits;* quatre *Disques Dynamiques* le jour et la nuit le long de la colonne vertébrale, et un sur chaque membre malade ; frictions matin et soir avec notre Lotion *Electro-Dynamique*. Trois bains par semaine, excepté s'il y a de la fièvre, avec notre *Poudre sulfureuse* POUR BAINS.

Maladies graves de la moelle épinière

J'ai poursuivi le traitement du docteur Guillaume de Ronval et je m'en suis bien trouvé.

Vous pouvez vous adresser à lui en toute confiance ; vous en serez satisfait, surtout si vous avez, comme vous me le dites, une maladie de la moelle épinière. Un de mes amis qui habite Tarbes, s'est tout récemment guéri, en très peu de temps, et seul, avec sa méthode, d'une maladie semblable qu'il traînait depuis longtemps.

A. G.,
Avocat.

TRAITEMENT : Nos *Tisanes concentrées Electro-Dynamiques Verte et Jaune*, notre *Sel granulé de Sedlitz*, quatre *Disques Dynamiques* le long de la colonne vertébrale avec notre *Lotion Electro-Dynamique*. Trois bains par semaine avec notre *Poudre sulfureuse pour bains*.

Crises nerveuses

14 octobre 1892. — 1re consultation.

8 novembre 1892. —... Je puis vous dire que je me sens beaucoup mieux.

26 novembre 1892. — ... Je suis beaucoup mieux depuis que je suis votre traitement ; je ne m'énerve plus aussi facilement et, de plus, *les attaques ont disparu.*

18 décembre.. —... Vous apprendrez, Monsieur, que je suis bien maintenant ; les crises ont disparu complètement : je me sens plus forte, plus courageuse.

8 janvier 1893. — Vous ne sauriez croire le changement qui s'est opéré en moi depuis que je suis votre traitement, et cela toujours en s'accentuant... Je suis bien à présent, naturellement pas comme si je n'avais jamais été malade, mais c'est égal, je me trouve bien changée, et mes parents le trouvent aussi ; ils voient ce changement rapide avec joie.

20 janvier. — ... Je vais toujours de mieux en mieux et je me trouve très bien à présent... Vous ne pourriez croire combien je suis heureuse et gaie... Je m'abandonne à vous qui m'inspirez une entière confiance.

21 février. — ... Je suis très bien à présent, il me semble ne jamais avoir été malade ; on oublie vite les douleurs passées dans ces cas-ci, et c'est grâce à votre traitement efficace, très honoré Monsieur, que je suis aujourd'hui comme toutes les jeunes filles que j'enviais durant ma maladie, grâce aussi à votre traitement que je ne suis pas allée jusqu'au tombeau. Le sentiment de bien-être, de contentement et la gaieté, qui n'avaient pas paru depuis de si longs mois, sont maintenant dans toute la maison ; ma vie est tout à fait changée... Mes parents sont très heureux de me voir *régénérée.*

1ᵉʳ août. — ... Je ne sens plus rien et grâce à vous, ès honoré Monsieur, je suis revenue à la vie... Je remercie Dieu chaque jour de vous avoir placé dans ma vie... Il me semble que c'est un rêve, que mon bien-être ne durera pas, tellement je suis heureuse...

21 août. — ... Je me sens très bien, et je vois avec plaisir lever l'aurore d'une nouvelle vie. A qui le dois-je ? A vous, à vous seul qui méritez toute ma reconnaissance et qui avez pris tant de peine à soigner une malade aussi atteinte que je l'étais. Que serais-je devenue ?...

12 septembre. — C'est avec joie que je m'empresse de répondre a votre désir. Je viens vous donner d'excellentes nouvelles sur ma santé. Je me sens tout à fait bien ; il me semble ne jamais avoir été malade, et ne sais quels termes employer pour vous prouver ma reconnaissance. Soyez persuadé que seul vous possédez toute ma confiance et la méritez.

Vous seul m'avez rendue à la vie, au bonheur, alors que j'étais perdue, égarée, prête à sombrer...

L. J. D'H., à T.

Paralysie infantile. — Myélite.

Il y a environ un mois que nous suivons sans interruption le traitement que vous nous avez conseillé pour notre petite malade.

Je suis heureuse de vous dire que ce traitement a déjà produit de bons effets. L'enfant, se sentant plus forte, essaye de se transporter d'un endroit à l'autre. En s'aidant des sièges et des meubles, elle circule dans un appartement.

Elle se tient même debout un instant sans s'appuyer.

La santé générale est toujours excellente ; l'appétit, le sommeil, la gaieté même ne laissent rien à désirer.

8 juillet 1893.

E. D., à B. (Meuse).

Paralysie. — Incontinence d'urine et de matières fécales

M. C. R..., 63 ans, ancien officier à Bruxelles (Belgique). Paralysie complète des deux jambes, incontinence d'urine, se laisse aller sous lui.

TRAITEMENT par correspondance, le même que page 88, en y ajoutant deux *Disques Dynamiques* sur le bas-ventre (vessie) et des frictions avec notre *Lotion* au périnée.

Guérison radicale en quelques mois.

Monsieur le Docteur,

Mes deux amis vont toujours bien, ainsi que les deux personnes de ma connaissance que je vous ai adressées. Je ne les vois pas une fois qu'elles ne me parlent de vous et ne me témoignent leur reconnaissance.

L'abbé LABOURG,
15, Faubourg Montmartre, Paris.

Obésité, Diabète et Impuissance.

Le docteur V..., de Toulouse, s'exprime ainsi :

M. X..., mon client, 41 ans, propriétaire à Toulouse, était extraordinairement obèse, et, par-dessus, diabétique et impuissant. N'arrivant à aucun résultat, je l'adressai à mon confrère le docteur Guillaume de

Ronval, et en suivant son traitement par correspondance, et seul, en quelques semaines, son embonpoint disparaissait, ainsi que son diabète et les inconvénients y attachés.

TRAITEMENT : *Tisanes concentrées électro-dynamiques verte et jaune ;* nos *Sels granulés de Sedlitz et de Vichy ;* quatre *Disques dynamiques* en ceinture sur l'abdomen, pour l'obésité, et trois sur la région du foie, pour le diabète. Trois bains sulfureux avec notre *Poudre* par semaine.

Obésité. — Hernie. — Hémorrhoïdes.

..... En conséquence, je vous autorise à publier mon cas de guérison de l'*Obésité*, de la *Hernie* et des *Hémorrhoïdes* par votre Méthode Dynamothérapique, afin que les malades qui seraient dans le même cas que moi n'hésitent pas à se soigner par ce système si simple et si facile.

En attendant, etc...

J.-B. A. à Castelnaudary.

TRAITEMENT : le même que ci-dessus ; ajouter les cachets antiherniaires.

Régime à suivre pour guérir de l'obésité.

Ne manger que des viandes rôties peu cuites.

Pas de soupe, pas de corps gras, pas de sucre.

Remplacer le vin par du thé non sucré (pas plus d'un ou deux verres par repas), et le pain par des pommes de terre cuites à l'eau sans ASSAISONNEMENT.

Si la boisson n'est pas suffisante, on pourra prendre après chaque repas un demi-verre de vin blanc, avec de l'eau d'Alet, pour faciliter la digestion.

Nous garantissons l'efficacité de ce régime qui, combiné avec le traitement ci-dessus, donne des résultats remarquables.

Régime pour le Diabète, voir pages 95 et suiv.

Rajeunissement général.

Les *Tisanes concentrées Electro-Dynamiques jaune et verte* du docteur Guillaume de Ronval m'ont refait entièrement le tempérament. Avec l'appétit, elles m'ont rendu la voix, la vue, un sommeil calme et réparateur ; elles m'ont délivré de maux de dents violents et fréquents, de l'épuisement et d'un sommeil lourd, qui me poursuivaient partout.

Maintenant, après mes fatigues de la prédication, il me suffit d'user de la *Tisane verte* pour me rafraîchir et me remettre. Je continue également à prendre deux bains chaque mois avec sa *Poudre sulfureuse*, comme tonique.

Je dois ajouter que les services rendus par ses *Tisanes concentrées Electro-Dynamiques* ne sont pas seulement pour le corps, mais encore pour l'âme, car elles font porter avec aisance le joug de la vie religieuse.

Un Supérieur de Communauté.

Spermatorrhée. — Impuissance. — Paralysie générale (ramollissement) imminente.

Monsieur et honoré Confrère,

M. X..., financier à Paris, âgé de 44 ans, le malade dont je vous ai entretenu, est aujourd'hui complètement rétabli, grâce à votre méthode, la MÉDECINE NATURELLE, que je lui ai appliquée selon vos indications.

Ce malade, vous vous le rappelez, victime des excès de toutes sortes, surmenage intellectuel, veilles prolongées, etc., apanage forcé de la résidence dans les grandes villes, était atteint de spermatorrhée, épuisement prématuré avec impuissance, et de troubles digestifs qui l'avaient jeté dans un état de débilité extrême, voisin du ramollissement.

Je craignais à bon droit une paralysie générale imminente. Aujourd'hui, il est parfaitement rétabli et a recouvré la plénitude de ses facultés, grâce à votre méthode, la MÉDECINE NATURELLE, si simple et si inoffensive.

Dr G.

TRAITEMENT : le même que pour le cas suivant.

Affection de la vessie et douleurs musculaires.

Lyon, 27 novembre 1893.

Monsieur le D' G. de Ronval,

Je viens par la présente, Monsieur, vous remercier des bons soins que vous m'avez donnés, et je ne sais pas trop comment vous en témoigner ma reconnaissance.

Depuis le 25 septembre écoulé, j'ai cessé le traitement et j'ai voulu attendre deux mois pour vous faire part des derniers résultats obtenus qui sont excellents.

L'affection de vessie est complètement guérie, de même pour les douleurs musculaires, je me trouve aussi robuste qu'à 40 ans.

Si plus tard j'avais encore besoin de soins ou traitement, je ne m'adresserai pas à d'autres qu'à vous, puisque vous m'avez guéri de deux maladies que les médecins m'avaient affirmé inguérissables.

Veuillez agréer, Monsieur, etc...

F.

P.-S. Vous pouvez faire ce que bon vous semblera de ma lettre comme publication sur initiales.

J.-B.-F.
17, rue de Marseille-Lyon, Rhône.

TRAITEMENT: *Tisane verte* et *Tisane jaune électro-dynamiques*, quatre *Disques dynamiques* en ceinture sur le bas-ventre. Prendre deux bains par semaine avec notre *Poudre sulfureuse pour bains*, sauf avis contraire (âge, etc.).

Surmenage intellectuel, peines morales, idées de suicide.

Monsieur J. X..., 47 ans, banquier à Paris.

Guéri, rajeuni, régénéré, lucidité parfaite, heureux de vivre.

Résultat obtenu en quelques semaines.

(Ces cas et ces guérisons, par notre méthode, sont fréquents à Paris et dans les grandes villes.)

TRAITEMENT : nos *Tisanes électro-dynamiques concentrées verte et jaune*, lotions générales avec notre *Lotion* (à l'aide d'une éponge, matin et soir). Bains toniques à

30° tous les deux jours avec notre *Poudre sulfureuse pour bains*. Quatre *Disques dynamiques* le long de la colonne vertébrale.

Migraines anciennes.

Saint-Martin-de-Londres (Hérault).

4 décembre 1894.

Vos tisanes concentrées *et vos disques surtout* m'ont radicalement guéri d'un mal de tête très ancien. Je vous remercie beaucoup.

E. B.

Névralgies faciales.

... Merci, mon cher Docteur et ami, votre traitement m'a supprimé instantanément et radicalement ces atroces névralgies que toutes les soi-disant panacées du jour, drogues vantées par vos princes de la science ou prônées sur tous les journaux par un tas d'industriels, n'avaient pu même calmer.

M. X..., avocat à Paris.

TRAITEMENT : *Tisanes verte* et *jaune*, onctions le jour avec notre *Pommade* et application la nuit de nos *Disques dynamiques* sur les endroits douloureux (de deux à quatre, selon l'étendue).

Douleurs névralgiques.

Monsieur le Docteur G. de Ronval, Paris.

Mon ancien gouverneur, le père Joaniky, m'écrit qu'il est très heureux d'être débarrassé de ses douleurs névralgiques, et cela grâce à votre méthode, la *Médecine naturelle*.

C'est maintenant l'archiprêtre de Costroma qui me demande de lui faire envoyer vos excellentes formules et cinq Disques Dynamiques.

J'espère que le résultat sera aussi satisfaisant que chez mon ancien gouverneur.

Agréez, Monsieur le Docteur, mes civilités affectueuses.

Prince A. G.

3, rue Téhéran.

Diabète.

Les signes du Diabète échappent toujours au malade et, le plus souvent, au médecin lui-même ; il en résulte généralement que le malade meurt parce que l'erreur du Diagnostic a indiqué une médication contraire. — Le professeur Charcot rapporte le fait suivant que nous citons entre mille autres, à l'appui de notre dire : une dame de 50 ans, atteinte de diabète, vint passer 24 heures à Paris. Après avoir fait ses emplettes au printemps, par une journée très chaude, elle rentra à l'hôtel, brisée, tomba dans le coma et mourait la nuit même.

Une dame mariée depuis huit ans vint un jour nous consulter pour quelques troubles de sa santé. A cette question : « Ne commenceriez-vous pas une grossesse ? » elle nous répondit en rougissant : « Oh ! Monsieur, cela est impossible, mon mari,... etc. » Nous examinâmes les urines du mari que tout le monde considérait comme un homme vigoureux : elles contenaient 55 grammes de sucre par litre !

Impuissance et stérilité, mort subite, sont l'apanage de cette fréquente affection, si l'on n'en meurt pas phtisique.

Le malade fut immédiatement soumis à notre traitement par correspondance, qui fut couronné d'un plein succès.

Traitement : *Tisane jaune et Tisane verte concentrées Electro-dynamiques*, nos *Sels granulés de Vichy et de Sedlitz*, quatre *Disques Dynamiques* sur la région du foie, jour et nuit. Trois bains toniques par semaine avec notre *Poudre sulfureuse*.

Le **régime** est suffisamment connu des personnes atteintes du Diabète pour que nous ne le décrivions pas ici ; nous insisterons cependant sur un point : l'Exercice au grand air et les bains fréquents avec notre *Poudre sulfureuse* tonique. Pour le **régime général**, voir pages 125 et suivantes.

Nous donnerons toutefois la nomenclature qui suit :

L'usage du sucre est interdit. Les féculents doivent être exclus.

ALIMENTS PERMIS : Potages gras à la viande, au beurre, à l'huile, potages maigres aux choux, aux poireaux, aux œufs pochés, à la purée de gibier (sans pain ni farine). — HORS-D'ŒUVRE : Huîtres, escargots, coquillages, crevettes, homards et les autres crustacés; olives, sardines fraîches et confites dans l'huile, thon mariné, artichauts à la poivrade, beurre, charcuterie, jambon, saucisson, viande, bœuf, veau, agneau, mouton, porc, rognons, cervelle, pieds de mouton; volailles; gibier.

Goutte. — Impotence.

Monsieur le Docteur,

« Je suis heureux de vous annoncer que votre trai« tement m'a procuré un soulagement auquel j'étais « loin de m'attendre, moi qui pendant plus de 6 mois « avais usé de tous les remèdes possibles.

« Du soir au matin j'ai éprouvé un bien-être dont je « ne saurais trop vous remercier.

« Du reste, je le recommande à tous mes amis qui « souffrent, et je viens aujourd'hui vous prier de m'en« voyer, etc.

« Veuillez agréer, etc.

« FILLIATRE. »

Paris, 20 février 1894.

74, avenue Daumesnil.

TRAITEMENT : *Tisane jaune, Tisane verte, Frictions avec la pommade calmante fondante, sel de Sedlitz Ronval.*

Rhumatisme articulaire — Gonflement des pieds et engorgement des articulations. — Guérison radicale en 15 jours.

J'étais atteint aux deux jambes de douleurs rhumatismales articulaires, avec gonflement des pieds et engorgement des articulations. J'avais essayé un peu de tous les remèdes, sans résultat; c'est alors qu'un ami m'ayant prêté votre petit livre, j'ai fait venir trois pots de pommade Electro-dynamique et une bouteille de tisane concentrée Electro-dynamique verte.

Dès les premières frictions, votre pommade m'a enlevé les douleurs comme par enchantement, et AU BOUT DE QUINZE JOURS DE TRAITEMENT, TOUT A DISPARU, DOULEURS ET GONFLEMENT.

MICHAUD-CHEVALIER.

Catarrhe. — Asthme.

Monsieur le Docteur,

J'ai commencé le 28 octobre dernier le traitement par votre méthode : la *Médecine naturelle*, dont j'ai retiré d'excellents fruits, malgré la rigueur de l'hiver que nous traversons.

Depuis nombre d'années, je n'avais moins souffert de mon catarrhe... Ce qui fait mon admiration, c'est l'effet produit par les *Disques dynamiques*...

Je suis une vieille machine de 72 ans accomplis, à laquelle vous avez fait une bonne réparation, etc., etc.

J.-B. CRESP,

chevalier de la Légion d'honneur, à Espéracèdès-Cabris, par Grasse (Alpes-Maritimes).

Entorse. — Arthrite consécutive.

(S'est soigné seul.)

Monsieur le Docteur,

... Le 6 février 1893, en montant l'escalier de la maison, je me suis fait une entorse au pied gauche ; c'était la troisième au même pied. — Je me suis fait soigner par un docteur pendant 2 mois, qui promettait toujours la *guérison*, qui n'arrivait point ; mon pied, qui était froid, mort, lourd, pendant toute la journée, était pris de chaleur le soir et gonflé comme au premier jour.

... Je croyais mon pied complètement perdu, lorsque, vers la fin du mois de mars, je commençai à me soigner avec vos remèdes, et sitôt que j'ai employé votre Lotion sur mon pied, on aurait dit qu'il se passait à l'intérieur un travail extraordinaire que je n'avais jamais ressenti ; au bout de 8 jours, je commençais à poser le talon par terre ; au bout de 15 jours, mon pied était bien dégonflé et je pouvais marcher dans la chambre, etc.

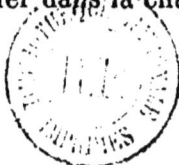

... Je mettais la Pommade le jour et la Lotion la nuit; après 6 semaines de traitement de votre méthode, je reprenais mon service, le 18 mai 1893.

POIRIER François, gardien de la paix.

Paris, 12, rue des Gravilliers.

Asthme et Rhumatisme noueux.

Je reproduis textuellement la lettre si intéressante d'un de nos nombreux malades guéris : « Deux ou trois fois par semaine, réveillée tout à coup, entre dix heures du soir et deux heures du matin, par un étouffement indescriptible, je me précipitais vers la fenêtre. Là, me cramponnant au premier meuble venu qui me tombait sous la main, je me livrais à des contorsions épouvantables ; tantôt accroupie, les membres crispés, d'autres fois à genoux, la tête renversée en arrière, le cou renfoncé dans les épaules, je cherchais par des efforts surhumains à faire pénétrer l'air dans la poitrine où l'on entendait comme un bruit de sifflet.

« J'étais prévenue environ deux heures avant l'attaque par un mal de tête et un malaise général, par un sentiment d'oppression après le repas qui précédait la crise. Par moment j'étais triste, abattue, ou bien d'une irritabilité excessive. Très pâle au début, la face et les paupières livides, les joues violacées, les yeux sortant de l'orbite, les pieds et les mains devenaient froids.

« La crise durait ainsi deux mortelles heures et se terminait par une quinte de toux amenant de gros crachats, et par une copieuse émission d'urine épaisse et colorée.

« Tout cela, compliqué de rhumatisme noueux, me martyrisait et me faisait désirer la mort.

« J'avais en vain épuisé toutes les médications et consulté un grand nombre de médecins renommés ; rien n'y faisait, mon mal allait s'aggravant. C'était alors que, sur les conseils d'une personne se trouvant bien de votre méthode *dynamothérapique*, je suivis votre traitement par correspondance. Dès le début, un mieux se faisait sentir ; quatre mois après, j'étais complètement guérie : plus de crises, plus de douleurs, plus de rhumatismes.

« C'est à ce point que l'un des médecins qui m'avaient soignée, trouvant cette cure merveilleuse, emploie avec un grand succès maintenant vos remèdes *Electro-Dynamiques*. — Il a dû vous écrire. »

Mlle T. C.

TRAITEMENT : nos *Tisanes concentrées Electro-Dynamiques* : VERTE pour purifier le sang, JAUNE pour reconstituer l'organisme, NOIRE pour calmer et faire disparaître les crises ; soir et matin, ma *Poudre sulfureuse pour boisson* dans une tasse de lait chaud. Onctions avec ma *Pommade Electro-Dynamique*. Trois bains par semaine avec notre *Poudre sulfureuse pour bains* (diathèse herpétique et arthritique).

Asthme, Eczéma, Affections cutanées rebelles.

... Vous, mon bienfaiteur, ma reconnaissance est et sera éternelle...

La démangeaison n'a pas reparu et mes plaies sont allées en s'améliorant à partir du premier jour que je me suis lotionné et pommadé avec vos remèdes Electro-dynamiques.

Je suis donc ireux, grâce à vous, M. le Docteur, mais je vais continuer encore quelque temps votre tisane jaune et votre tisane verte, ainsi que les bains avec votre poudre sulfureuse pour bains...

Soyez persuadé que je ne vous oublierai jamais.

Agréez, M. le Docteur Guillaume de Ronval, etc.

GUITTON jeune,
à Longpré, par Villefagnan (Charente).

Maladie du cuir chevelu. — Chute de cheveux.

Monsieur le Docteur Guillaume de Ronval.

Monsieur,

J'ai l'honneur et à la fois le plaisir de venir vous annoncer que, grâce à votre traitement aussi simple que peu coûteux, la chute de mes cheveux, que rien jusqu'à ce jour n'avait pu empêcher, s'est arrêtée en moins d'une semaine.

Je vous autorise donc, si vous le jugez convenable, à

publier ma lettre, en vous priant d'agréer, Monsieur le Docteur, avec mes sincères remerciments, l'assurance de ma considération très distinguée.

J. ALERS,
14, avenue Reille, Paris.

TRAITEMENT : *Tisane jaune, Tisane verte*, lavage matin et soir avec ma *Lotion Electro-dynamique*. — Onction légère sur le cuir chevelu avec ma *Pommade*. La nuit, appliquer deux Disques à la nuque.

Psoriasis. — ... L'état de mon psoriasis va bien, je n'ai plus à la tête que la place qu'il occupait et qui est restée un peu rouge...

27 septembre 1893.

D., ancien huissier, à N.

Angine chronique. — Laryngite. — Bronchite chronique. — Aphonie.

M. l'abbé M..., directeur de la pension S..., à Orléans, m'est recommandé par un ami commun. — Depuis deux ans, il est atteint d'une laryngo-bronchite avec aphonie, qui a résisté à tous les traitements. — Ses occupations l'empêchant de s'absenter, il m'écrivit pour suivre mon traitement par correspondance.

J'eus la satisfaction de l'en débarrasser rapidement, car au bout d'un mois il ne toussait plus, chantait la messe et faisait ses cours sans fatigue.

Voilà deux ans bientôt de cela, il ne ressent plus la moindre gêne dans l'accomplissement de ses pénibles devoirs professionnels.

TRAITEMENT: *Tisane verte* et *Tisane jaune*, comme dépuratif et comme tonique ; *Tisane noire* pour sa bronchite chronique et pour sa laryngite, angine et aphonie chroniques ; ma *Poudre sulfureuse pour boisson*, en fumigations, d'abord dans du lait chaud, que l'on absorbe ensuite quand il est devenu tiède, ainsi qu'il est expliqué sur l'étiquette.

Angine chronique avec ulcérations des cordes vocales, dite des prédicateurs, des chanteurs.

... J'ai commencé votre traitement depuis le 13 de ce mois, et malgré le peu de temps, il me semble que je suis dans un autre monde. Je puis vous affirmer que depuis 7 ou 8 ans je n'avais pas eu un seul jour à pouvoir dire: je suis heureux; j'étais toujours tourmenté par quelque chose. . . . .

Je chante une heure de temps sans que ma voix soit altérée, et je monte jusqu'à *ut* dièze, ce qui ne m'était jamais arrivé depuis que je suis malade. J'avais de la peine à arriver au *la* naturel, et encore j'étais enroué le lendemain...

P. B.

Angine granuleuse.

.... J'ai le plaisir de vous annoncer que je vais toujours de mieux en mieux et que ma gorge ne me fait plus mal du tout.

6 septembre 1893.

G.-H.

Même traitement que ci-dessus, moins la *Tisane noire.*

Surdité des deux oreilles, complète de l'une.

Mlle B., 47 ans, propriétaire à Arbois (Jura), nous écrit le 7 février 1892:

Monsieur le Docteur,

Les *bourdonnements* qui existaient dans l'oreille gauche ont beaucoup diminué. — L'oreille droite, *qui était complètement sourde,* commence à aller mieux. J'entends donc bien mieux déjà, et serais heureuse d'être complètement guérie; aussi je suivrai religieusement, etc.

Je vous envoie un mandat de 5 francs pour quatre nouveaux flacons de *Poudre sulfureuse* franco, pour faire mes injections dans du lait tiède; j'ai encore de la *Tisane verte* et de la *Tisane jaune.* Je mets toujours tous les soirs, en me couchant, un *disque dynamique* derrière chaque oreille.

— En cas d'écoulement des oreilles, ou si la guérison tarde, faire matin et soir une injection *tiède* avec notre *Lotion électro-dynamique*.

2° Arbois, le 14 février 1892 :

J'ai reçu vos médicaments, et je m'empresse de vous dire que j'entends beaucoup mieux.

Je suis toujours bien mon traitement, il n'est pas difficile, et je m'aperçois que le nez et la gorge se sont beaucoup dégagés.

Enfin, ce que je demandais depuis si longtemps à tous les autres médecins, ma guérison, commence.

L'oreille gauche est complètement dégagée, et de tous les bourdonnements que j'avais, je n'en ressens plus.

Quand à l'oreille droite qui, comme je vous l'ai dit, était complètement sourde et tout à fait insensible, elle se débouche si bien, que j'entends très bien une machine à coudre, que je n'entendais pas marcher il y a encore peu de jours, grâce à votre méthode naturelle.

Les autres médecins m'ont mis des sondes dans le nez qui m'ont fait bien du mal.

Actuellement guérie radicalement, au bout de 2 mois de traitement.

Constipation. — M. G. N..., professeur, Moscou (Russie).

... Usé par mes voyages et les pilules, tablettes et autres drogues que j'ai absorbées dans ma vie, seuls vos *Tisanes verte* et *jaune*, votre *Sel de Sedlitz déshydraté* et vos *Disques dynamiques* (trois sur l'abdomen, en triangle) ont réussi à me guérir, à me rafraîchir le sang.

Impuissance. — Vicomte de X..., diplomate, est atteint d'impuissance absolue, suite d'excès physiques et intellectuels.

En moins d'un mois la *Médecine naturelle* lui rend sa jeunesse et sa vigueur des beaux jours.

Il nous avait été adressé par un de ses amis, qui s'était traité et guéri avec notre méthode.

TRAITEMENT : *Tisane verte, Tisane jaune électro-dynamiques*, frictions froides soir et matin, le long de la colonne vertébrale et au périnée avec notre *Lotion Electro-dynamique*. — Quatre *Disques* le long de la colonne vertébrale. Trois bains toniques par semaine avec notre *Poudre sulfureuse pour bains*.

Phtisie pulmonaire.

... Le docteur Guillaume de Ronval a rendu à la santé Sœur X..., âgée de 32 ans, à Paris, qui était atteinte de Phtisie pulmonaire à un degré très avancé.

Les médecins l'avaient condamnée ; elle était fréquemment atteinte d'hémoptysies (crachements de sang), de sueurs nocturnes, etc., et était dans un état de consomption et d'amaigrissement complet.

Aujourd'hui elle va très bien, grâce à la méthode ou *Médecine naturelle* du docteur Guillaume de Ronval.

L'abbé LABOURG.
15, Faubourg Montmartre, Paris.

TRAITEMENT : notre *Tisane concentrée Electro-dynamique noire*, calmante et curative de la phtisie et des bronchites chroniques, *Tisane jaune* pour tonifier, *Tisane verte* comme dépuratif, et quatre *Disques dynamiques* au sommet des poumons (2 en avant, 2 en arrière), *Poudre sulfureuse pour boisson* matin et soir, dans une tasse de lait chaud.

Tuberculose pulmonaire.

1er mai 1893.

... Je viens mettre mon fils entre vos mains. Abandonné de tous les médecins des environs, je vivais tout désespéré ; un ami m'a donné connaissance de votre précieux livre, et je m'empresse de vous confier sa maladie.

. . . .

X.
à A..., Belgique

20 novembre 1893.

... La maladie pour laquelle vous l'avez traité était bien guérie ; je l'ai fait visiter par plusieurs docteurs, ils m'ont toujours certifié qu'il était bien guéri ; sa première maladie s'appelait phtisie pulmonaire

X.

à A... Belgique

Tuberculose pulmonaire. — Dépérissement.

Saint-Germain-en-Laye, 5 décembre 1891.

«... J'étais poitrinaire et je me croyais bien perdu ; je
« toussais, crachais et ne dormais plus. Après avoir été
« soigné par beaucoup de médecins et par la méthode
« Raspail pendant 6 ans, je n'avais plus d'espoir, quand
« le hasard a mis votre livre entre mes mains ; j'ai été
« mieux tout de suite et au bout de 6 mois j'étais com-
« plètement guéri. Je vous remercie, M. le Docteur, de
« m'avoir sauvé la vie, et je déclare en mon âme et cons-
« cience que votre Art n'a pas son pareil au monde.
« Voilà 3 ans que je suis allé vous voir, et, depuis, ma
« guérison s'est maintenue ; dans l'intérêt des malades
« comme moi, je les engage à essayer de votre méthode,
« et à s'adresser à vous, et aussi à publier ma lettre.
« J'ai l'honneur, etc. »

HENRY JOACHIN,
18, rue de Poissy, à Saint-Germain-en-Laye.

Hystérie.

Mademoiselle B. L..., 19 ans, à Bône (Algérie). — Guérie en deux mois et demi. Ses parents l'ont soignée seuls avec mes remèdes *Electro-dynamiques* et les instructions de ce livre.

TRAITEMENT : *Tisane verte* et *Tisane jaune Electro-dynamiques*. Lotions générales froides sur tout le corps et les membres, matin et soir, avec notre *Lotion Electro-dynamique*, à l'aide d'une éponge. Grands bains tièdes de 40 minutes avec notre *Poudre sulfureuse pour bains* (3 par semaine). Quatre *Disques dynamiques* le long de la colonne vertébrale, la nuit seulement. Ne rien changer ni au régime ni aux habitudes. Distraction et exercice au grand air.

Hystéro-Epilepsie.

Madame D. M., 27 ans, à Rouen, veuve sans enfants. — Avait jusqu'à trois crises par jour, avec des périodes très curieuses de catalepsie, léthargie et somnambulisme.

Traitée par correspondance et guérie radicalement en trois mois. Nous a été adressée par son médecin.

Même *Traitement* que ci-dessus; nous lui avons conseillé, en outre, de se remarier.

Notre méthode est infaillible dans l'**Epilepsie** et dans toutes les maladies nerveuses.

Epilepsie. — Maladie de cœur.

Monsieur le Docteur,

Je suis radicalement guéri de l'Epilepsie pour laquelle vous m'avez traité par correspondance.

Lorsque vous m'avez entrepris, j'avais jusqu'à trois attaques par jour. Elles me prenaient, sans pouvoir remuer ; je perdais connaissance en poussant un cri, restant quelques secondes immobile, raide, dans un véritable état de rigidité cadavérique; puis je me débattais, tout mon corps était agité de secousses convulsives ; la tête était prise de mouvements violents ; les yeux roulaient dans leur orbite; souvent je me mordais la langue. — Je me réveillais deux ou trois heures après, dans un grand accablement et ayant perdu le souvenir de tout ce qui s'était passé.

Dans l'intervalle des attaques, la santé était bonne, à part certains maux de tête, une certaine paresse à penser, et un réel affaiblissement des facultés intellectuelles.

Aujourd'hui tout cela a cessé, et depuis trois ans, je me porte à ravir, grâce à votre méthode la *Dynamothérapie* ou *Médecine Naturelle*.

Recevez, Monsieur le Docteur, etc.

AL. COLOMBO,
A Buenos-Ayres, le 5 avril 1892.

Mon ami, M. Pedro Ximenez, me charge de vous dire que vous l'avez radicalement guéri de sa *Maladie de cœur*, par correspondance.

Traitement de l'épilepsie. — *Tisane* **verte** et *Tisane* **jaune** *Electro-dynamiques concentrées*. Lotions générales froides et abondantes sur tout le corps et les membres, quelle que soit la température, avec notre *Lotion Électro-dynamique*, à l'aide d'une grosse éponge. — Grands bains de 40 minutes, avec notre *Poudre sulfureuse pour bains* (trois par semaine), quatre *Disques dynamiques* le long de la colonne vertébrale, nuit et jour.

Traitement des maladies de cœur : Nos *Tisanes Electro-dynamiques verte* et *jaune*. Deux *Disques dynamiques* la nuit sur la région précordiale. Frictions soir et matin avec notre *Lotion Electro-dynamique*.

Epilepsie.

Monsieur le Docteur,

C'est avec plaisir que je vous fais savoir qu'après trois mois de traitement par la *Médecine naturelle*, mon parent a été complètement débarrassé de la terrible épilepsie dont il était atteint et qui l'avait jusqu'alors empêché de se marier. Depuis plus de *deux ans* il n'a pas eu une seule crise.

Vous pouvez faire de cette lettre tel usage qu'il vous plaira.

Veuillez agréer, encore une fois, l'assurance de notre reconnaissance.

G. Portal,
9 *bis*, rue Lacuée.

Paris, le 10 décembre 1893.

Maladies vénériennes.

Monsieur J. P..., 32 ans, à Sartène (Corse). Syphilis tertiaire, avec complications cérébrales et autres : gommes, commencement d'ataxie locomotrice, etc.; s'est soigné seul et guéri par notre méthode en quelques mois.

Traitement : *Tisanes verte* et *jaune Electro-dynamiques concentrées*, trois bains par semaine avec notre *Poudre sulfureuse pour bains*. Prendre soir et matin une dose de notre *Poudre sulfureuse pour boisson* dans du lait tiède. Quatre *Disques* le long de la colonne vertébrale et deux que l'on mettra chaque soir sur un nouvel endroit du corps, pour faire sortir le mauvais sang et le mercure du corps. (On trouve dans ces cas très souvent du mercure sur les Disques, dans les anneaux.)

Se faire transpirer de temps en temps.

Même après guérison complète, reprendre tous les ans, aux changements de saison, le traitement pendant quelque temps. De la sorte, on peut se marier sans crainte de donner la maladie à sa femme et d'avoir des enfants avec le sang vicié.

Syphilis. — Vaginite.

Madame N. C..., 31 ans, à Lyon. — Son mari lui communiqua sa maladie qui avait été mal soignée et mal guérie, et de plus un écoulement vaginal spécifique ne laissait pas de doute. — Ses cheveux étaient complètement tombés, tous ses ganglions étaient engorgés ; elle était en fort mauvais état quand elle s'adressa à nous pour la traiter par correspondance.

En quelques mois elle fut complètement guérie.

TRAITEMENT : Des frictions soir et matin sur la tête avec notre *Lotion Electro-dynamique* firent rapidement repousser ses cheveux. — Elle suivit le même traitement que ci-dessus, en y ajoutant les injections avec notre *Lotion* additionnée d'eau tiède selon la sensibilité, ainsi qu'il est dit sur l'étiquette.

Il y a de cela deux ans, et tous les ans, elle nous donne de ses nouvelles en nous redemandant quelques flacons de nos remèdes.

Uréthrite (*blennhorrhagie, écoulement*), Orchite et Rétrécissement.

M. P. V..., 26 ans, à Bordeaux, atteint d'un écoulement très abondant depuis un an et demi. S'est soigné d'après des annonces de pharmaciens ; les remèdes qu'on lui a fait prendre lui ont donné une orchite, dont il souffrait encore, et les injections un rétrécissement très grave.

TRAITEMENT : Nos *Tisanes concentrées Electro-dynamiques* **jaune et verte**. — Matin et soir une dose, dans du lait tiède, de notre *Poudre sulfureuse pour boisson*. — Matin et soir prendre une injection légère avec notre *Lotion Electro-Dynamique* (user de deux seringues, la première pour laver le canal ; la seconde sera conservée une ou deux minutes en contact avec la muqueuse). — Frictions matin et soir sur les bourses et le périnée avec notre **Pommade Electro-Dynamique**. — Porter un suspensoir le jour. — Trois bains par semaine avec notre *Poudre sulfureuse pour* **bains**.

Spermatorrhée.

... J'ai suivi ponctuellement ce que vous m'avez prescrit dans votre lettre du 10 juillet. . . . .

Mon vertige stomacal a reparu 3 ou 4 fois depuis le 10 juillet, mais d'une manière plus vague. . . . .

Quant à mes pertes nocturnes, toujours de plus en plus rares ; pour ce mois-ci, je n'en compte que trois. Je suis content et même plus que content.

Je me sens renaître à une vie nouvelle.

E. B.

27 juillet 1893.

Syphilides palmaires.

(Après 6 semaines de traitement.)

... C'est absolument merveilleux ; il me reste une petite rougeur dans la main ; mais j'attribue cela au renouvellement de la peau. . . . . . .

Bref, je suis émerveillé de ce résultat.

D.

2⁵ octobre 1893. (Sousse, Tunisie.)

[Syphilis. — Pertes séminales.

... Depuis que j'ai eu le plaisir de commencer le traitement que vous m'avez ordonné, je suis changé presque entièrement ; j'ai beaucoup plus de forces physiques et morales, mes jambes me portent mieux, ma tête n'est plus lourde, mes pertes sont presque disparues; ma figure reprend des couleurs et, chose curieuse, j'ai un appétit féroce, malgré cette chaleur continuelle; mais ce qui me préoccupe le plus, c'est de savoir si vous aurez le bonheur d'arriver à me désempoisonner de ces médicaments nauséabonds que l'on m'a fait prendre auparavant. Enfin j'espère.

T. à T.

3 juillet 1893.

Coxalgie. — Mal de Pott. — Tumeur blanche. — Abcès par congestion. — Déviation de la colonne vertébrale.

Monsieur le Docteur,

Il y a aujourd'hui quinze jours que j'ai commencé à suivre votre traitement. JE ME SENS RENAÎTRE. Avant, c'est à peine si j'avais la force de me traîner dans ma chambre; aujourd'hui, je sors un peu chaque jour, et mon teint a repris celui d'une personne vivante, alors qu'il y a 15 jours, j'avais l'air d'un cadavre. Les savants médecins des hôpitaux me disaient perdue sans espoir, puisque mon sang se décomposait. Mon abcès avait la grosseur d'une tête d'adulte, il a diminué de plus de moitié.

Je vais absolument bien, ma colonne vertébrale prend des forces.

Je vous remercie bien sincèrement, etc.

Paris, le 18 décembre 1891.

Veuve CIRET.

... Depuis ma dernière lettre, mon état de santé continue à s'améliorer, mon abcès diminue toujours, mon appétit est excellent, mon sommeil de même.

C'est vraiment une cure merveilleuse.

Veuve CIRET.

Paris, le 6 janvier 1892.

... Dans quelque temps je serai heureuse de vous rendre une visite, et vous pourrez juger de la métamorphose qui s'est opérée en moi.

Veuve CIRET.

Paris, le 18 janvier.

TRAITEMENT : Notre *Tisane jaune* et notre *Tisane verte ;* soir et matin, lavages de l'abcès avec notre Lotion ÉLECTRO-DYNAMIQUE, et aussitôt après onctions avec notre Pommade ÉLECTRO-DYNAMIQUE. Cataplasmes d'herbes émollientes arrosées avec notre Lotion, en cas de douleurs.

Quatre DISQUES DYNAMIQUES que l'on fera voyager sur les endroits malades et bains avec notre *Poudre sulfureuse,* si possible.

Tumeur blanche. — Coxalgie et Phtisie.

La jeune J. B..., fillette de 11 ans, à Wazemme (Nord), atteinte d'une coxalgie de la hanche droite, avec tumeur blanche du genou droit, depuis l'âge de 4 ans. — Les articulations sont ankylosées, elle devient poitrinaire. — Traitée par correspondance : en cinq mois, guérison complète.

TRAITEMENT : *Tisanes jaune* et *verte, Tisane noire* pour sa phtisie commençante. — Lotions froides générales chaque jour avec notre *Lotion Electro-dynamique* du docteur G. de Ronval ; soir et matin donner notre *Poudre sulfureuse pour boisson* dans une tasse de lait chaud. Bains avec notre *Poudre sulfureuse* (trois par semaine), un *Disque dynamique* sur la hanche, un sur la cuisse pour fortifier les muscles, un sur le genou, un sur le mollet.

Dans ces maladies, toujours donner, en outre, du phosphate de chaux soit en poudre, soit en sirop, ou solution de biphosphate. Jamais d'huile de foie de morue, cause de dyspepsies.

Nota. — Pour les enfants, nos Tisanes Electro-Dynamiques se prennent à 1⁄4 de dose jusqu'à 8 ans ; 1⁄3 jusqu'à 12 ans ; et 1⁄2 dose jusqu'à 15 ans.

Pied-Bot. — Déviation de la colonne vertébrale.

Le jeune A. D..., âgé de 8 ans, fils du capitaine de gendarmerie, à X..., est affligé d'un pied-bot (équin) et d'une déviation de la colonne vertébrale (cyphose). — Le grand-père, médecin distingué à Versailles, avait déclaré qu'il n'y avait rien à faire, lorsqu'il se décida à me l'amener, en désespoir de cause et sans grand espoir,

me dit-il. — Pendant six semaines nous le soumettons
à un traitement intensif à notre Institut, sans gouttières,
sans manœuvres brutales et barbares : frictions, souffles
et massages électro-statiques ; le traitement est ensuite
continué à la campagne.

Guérison complète en quelques mois.

C'est maintenant un beau garçonnet de onze ans, qui
veut, dit-il, entrer à Saint-Cyr, plus tard, pour être
officier comme son père, et heureux, quand ses parents
reconnaissants l'amènent, d'embrasser son « bon ami
Docteur » qui a fait de lui un petit homme.

Même TRAITEMENT que pour la précédente. Le traitement électrique est fort utile dans ces cas; mais si on ne
peut s'y soumettre, on guérit de même avec un peu plus
de temps : les *disques dynamiques* y suppléent.

Maladies de la peau. — Eczéma généralisé.

Madame Ch..., atteinte d'un eczéma généralisé enve-
loppant notamment toute la face, le cuir chevelu, les
mains, la face interne des cuisses et les organes géni-
taux, est également prise de douleurs et de catarrhe.

Après avoir épuisé pendant plusieurs années tous les
traitements spéciaux, la malade se décide à entrer à
l'hôpital Saint-Louis, à Paris. — Soumise sans résultat
appréciable aux savants traitements pratiqués dans cet
établissement, la malade, bientôt abandonnée par les
princes de la science eux-mêmes, quitte l'hôpital, bien
convaincue que son affection est incurable.

Dans l'impossibilité de travailler, ses forces lui faisant
défaut, et même de trouver du travail, « tant son aspect
est repoussant », elle attend, désespérée, une mort
affreuse, mais prochaine.

Cependant un de nos livres lui tombe entre les mains.
Un rayon d'espoir luit encore pour cette pauvre désespérée

Quand la malade se présente à notre clinique, elle
offre les symptômes suivants : face en partie recouverte
de croûtes jaunâtres, fendillées, sécrétant un liquide
citrin qui tache le linge ; les parties exemptes de croûtes
sont tuméfiées, très rouges, excessivement douloureuses,

et le siège d'une démangeaison intolérable. Toutes les régions affectées présentent le même aspect.

La malade est dans un état d'anémie complet, d'une faiblesse extrême, telle qu'elle peut à peine se tenir debout.

TRAITEMENT : Un bain sulfureux, avec notre *Poudre sulfureuse pour bains*, chaque matin au début, tous les deux jours ensuite. Lotions matin et soir, sitôt après le bain, sur les parties malades, avec notre *Lotion électro-dynamique* ; application ensuite de notre *Pommade électro-dynamique*, en se conformant au mode d'emploi. — Nos *Tisanes verte* et *jaune*. — Notre *Sedlitz granulé*. — Matin et soir une dose de notre *Poudre sulfureuse pour boisson* dans une tasse de lait chaud. — En cas de démangeaison, soit la nuit, soit le jour, compresses trempées dans notre *Lotion*.

Régime sobre, doux, pas d'alcool, ni de charcuterie, ni de salaison, ni de conserves.

Après deux mois de traitement, la malade pouvait reprendre son travail consistant à réparer des dentelles. Trois mois après, Madame Ch... était radicalement guérie.

Eczéma Variqueux. — Dartres boutonneuses. — Varices — Guérison en un mois.

Il y a 7 semaines, je vous avais demandé le livre de Médecine naturelle, et vous n'avez pas tardé à l'envoyer.

J'ai trouvé la maladie et ses remèdes. C'était un eczéma variqueux qu'une parente avait à la jambe, avec dartres boutonneuses à la cheville du pied, CELA DEPUIS 10 ANS, avec plusieurs varices au mollet ; il y a un an, cette dartre a pris une marche rapide, si bien qu'elle a envahi la jambe jusqu'au genou, en sorte que ce n'était plus qu'une croûte suintant un liquide jaunâtre, avec des souffrances insupportables. Cette personne consulte des savants praticiens ayant bonne renommée en Alsace et à Saint-Dié, mais ça ne fait qu'empirer.

Comme je connaissais le nom de la maladie, je m'adressai à votre pharmacien préparateur pour qu'il m'envoie un pot de pommade électro-dynamique et 1 flacon de sel granulé ; pour commencer, je me diligente pour les porter à cette pauvre souffrante ; elle se décidait à rentrer à la clinique à Strasbourg, et en me voyant elle s'écrie : Est-ce que mon médecin sauveur ne vient pas ? tant la démangeaison était horrible ; elle ôte son bas, elle s'applique la Pommade ; le soir elle me fait dire par ma jeune fille apprentie chez elle qu'un mieux se fait sentir ; le lendemain un grand adoucissement, et tous les jours mieux ; au bout de 8 jours elle me dit : Quelle reconnaissance pourrais-je faire à ces grands et savants praticiens, ainsi qu'à vous qui m'avez donné connaissance de ces sauveurs ?

Je suis heureuse d'avoir pu trouver les moyens de guérison et de connaître le nom de ce grand praticien par les quelques lignes d'insertion dans le *Courrier du Bas-Rhin*.

Monsieur le Docteur,

Cette personne me prie de vous remercier. Elle certifie être radicalement guérie en un mois, elle ne ressent plus aucune douleur ; je vous promets, ainsi que la malade guérie, de publier vos bienfaits dans notre commune, ainsi qu'aux alentours ; votre malade pensera à vous le reste de ses jours ; j'espère donc, M. le Docteur, d'ici quelques jours vous envoyer des clients qui me demandent votre adresse.

La malade vous autorise, M. le Docteur, à publier bien haut cette lettre avec le nom, Marianne Langlaude, couturière et repasseuse à Urbeis, canton de Villé Kreiss Schlestadt (Alsace).

Recevez, Monsieur le Docteur, mes civilités, etc.

Signé : COLLIN Louis.

Tel est le traitement avec lequel nous obtenons journellement, dans toute la France et à l'Etranger, des milliers de guérisons, soit par correspondance, soit que les malades se soignent eux mêmes, dans toutes les maladies de la peau, du cuir chevelu, manifestations de la syphilis, et toutes les impuretés du sang, l'Eczéma, les Dartres, le Psoriasis, l'Ichthyose, le Lupus, etc.

**Maladies de l'estomac : gastrite ; dyspepsie ; gastral-
gie ; inappétence. — Pituite.**

Monsieur le Docteur G. de Ronval,

Je suis bien heureuse de vous remercier de m'avoir
soignée pour cette terrible maladie d'estomac qui
m'avait transformée en squelette.

Je suis radicalement guérie et ne ressens plus ces
atroces douleurs gastralgiques. Les pituites ne reviennent pas. Je digère et mange comme tout le monde.

Vous pouvez vous vanter d'avoir fait une heureuse
et qui vous bénira tant qu'elle vivra.

Veuve MORIN.
rue Croulebarbe, 71, Paris.

Charly, 26 novembre 1893.

Monsieur le Docteur,

J'ai depuis longtemps un devoir de reconnaissance à
remplir auprès de vous. Il y a 2 ans, j'étais excessivement fatiguée par une fatigue de l'estomac qui s'était
compliquée d'une éruption au visage ; j'ai employé vos
tisanes et suivi un traitement complet, et un mieux
rapide est survenu.

Depuis, au printemps j'ai recommencé le traitement
et je me porte très bien maintenant. C'est donc pour
moi un devoir bien doux à remplir que de vous dire
toute ma reconnaissance. . . . .

. . . .
Quant à l'autorisation de publier ma lettre, je vous
la donne de bon cœur, réservant toutefois que vous ne
mettrez que mes initiales M. F., à Charly.

TRAITEMENT : *Tisane verte* et *Tisane jaune* ; notre *Sel
de Vichy* ; quatre *Disques dynamiques*, en croix sur le
creux de l'estomac, la nuit seulement.

Le jour, faire des onctions avec notre *Pommade
Electro-dynamique*.

Repas à des heures très réglées ; bien mastiquer les
aliments ; ne pas manger trop vite et s'abstenir de
nourriture grasse.

**Comme dit le poète, j'en passe et des meilleurs ; mais
je crois en avoir assez dit et avoir donné assez de
preuves pour pouvoir arrêter là cette nomenclature.**

AVIS IMPORTANT

« Ne novis credas nisi ter experiàris. »
(Bacon.)

J'ai choisi avec intention les exemples répondant aux
cas les plus fréquents, afin que chacun puisse y ren-
contrer sa maladie avec les instructions pour se soigner
lui-même, s'il le veut. Les malades n'ont qu'à chercher dans les pages qui précèdent une maladie semblable à la leur ; le **traitement** et les médications nécessaires se trouvant à la suite de chaque cas, il leur
sera facile de se guérir. Il suffit alors d'adresser à notre
pharmacien préparateur en un mandat le montant du
ou des médicaments dont on a besoin (voir le tarif,
page 141) ; c'est, je dois l'avouer, le moyen le plus fréquemment employé, et de beaucoup, et avec un succès
absolu, si j'en juge par les innombrables lettres que je
reçois après guérison.

1° Nous tenons à la disposition de tous des exemples
de guérison avec maladies, noms, adresses légalisées,
etc., et autorisations ;

2° Aucun nom n'est livré à la publicité sans autorisation dûment régularisée ;

3° Les lettres non rendues seront détruites.

C'est donc avec une conviction bien profonde et une
certitude bien absolue, qui seules m'en ont donné la
force nécessaire, que je publie le résultat de mes travaux scientifiques, unis à ceux du Docteur A. Guillaume
de Joinville, mon aïeul et précurseur.

Si mon esprit fût resté dans le doute, si ma pensée
n'eût pas été entièrement débarrassée de toute incerti-
tude, j'eusse continué à garder le silence, faisant le
bien autour de moi, cherchant et expérimentant sans
cesse et gardant pour moi seul mes déceptions et mes
joies, mes espérances et mes craintes.

Ai-je besoin de dire, après ce qui précède, que ces
études avant tout sont des études de bonne foi, écrites
avec une complète impartialité et dans un seul but :

Celui d'être utile à mes semblables ?

Sont Guéries par notre Méthode

Les Maladies suivantes

« L'homme le plus parfait est celui qui
se rend le plus utile à ses frères. »

(CORAN.)

Anémie et Chlorose : maladies de langueur, consomption.

Angines. — Altérations de la voix.

Convulsions.

Diarrhées, Dyssenterie.

Constipations.

Vers de toute nature. — (Disparition instantanée du ténia.)

SANS OPÉRATION. — **Hydropisies** : ascite, anasarque, gonflement des pieds.

Scrofule, Rachitisme : goitre, abcès froids, ganglions engorgés, lupus, pieds-bots, coxalgies, tumeurs blanches, mal de Pott, déviation de la colonne vertébrale, entorses, fractures mal consolidées.

Hernies : guéries sans opération ni bandage, inguinales, crurales, scrotales, ombilicales.

Maladies des testicules : orchite, varicocèle, hydrocèle, sarcocèle, épididymite.

Cancers : tumeurs des seins, de la matrice et de tout le corps, fistules, loupes, hémorrhoïdes, squirrhes, kystes des ovaires.

Maladies de la peau et du cuir chevelu : dartres, eczémas, plaies et ulcères variqueux, boutons, teignes, clous, furoncles, anthrax.

Chute des cheveux.

Maladies des femmes : suites de couches, descente de matrice, métrites, granulations, fleurs blanches, stérilité, engorgement des seins, kystes de l'ovaire.

Affections nerveuses : Vapeurs, mal aux nerfs, hystérie, épilepsie, paralysies, ataxie locomotrice, maladies de la moelle, **impuissance**, migraine, névralgies, asthme, névropathie, **Neurasthénie**, spermatorrhée.

Apoplexies.

Maladies contagieuses (vénériennes) : vices du sang, accidents primitifs, secondaires et tertiaires de la syphilis, écoulements anciens ou récents, goutte militaire.

Toutes les **maladies de la poitrine** : bronchite, catarrhe, toux et crachement persistant, laryngite chronique, engorgements pulmonaires, **phtisie** à tous les degrés, hémoptysie (crachement de sang), **tuberculose**, grippe, coqueluche.

Maladies du cœur : hypertrophie, insuffisance, palpitation, anévrismes, etc.

Maladies des yeux : amaurose, cataracte, kératite, conjonctivite, blépharite, etc.

Maladies des oreilles : bruits, bourdonnements, écoulements, douleurs, **surdité**, etc.

Affections rhumatismales et des voies urinaires : rhumatisme chronique, douleurs, sciatique.

Goutte, gravelle, calculs, **pierre**, cystite, **Albuminurie**, néphrites, incontinence d'urine, **rétrécissements**, etc.

Diabète sous toutes ses formes et manifestations.

Maladies de l'estomac : gastrite, gastralgie, dyspepsies, renvois, nausées, vomissements, inappétence, gastro-entérites, acidités, flatulences, pituites, pandiculations et gonflement après le repas.

Maladies du foie et des reins : cyrrhoses, néphrites, hypertrophie, calculs, coliques hépatiques et néphrétiques.

Obésité, méthode infaillible, physiologique et sans danger.

Fièvres (palustres, paludéennes), intermittentes.

POST-FACE

Conseils et renseignements généraux pour suivre le traitement par notre méthode,
Propriétés des remèdes Electro-Dynamiques,
Régime général et Hygiène.

> Placer l'esprit avant le bon sens,
> c'est placer le superflu avant le
> nécessaire. »
> « *Sublatâ causâ, tollitur effectus.* »

Nous dirons aux malades, pour conclure :

Dois-je vous rappeler que, continuateur de l'œuvre de mon aïeul, le docteur A. Guillaume de Joinville, et fort des études et des résultats de deux générations, dans le traitement des maladies chroniques, *dites incurables*, j'affirme, avec preuves à l'appui, que je guéris à coup sûr et sans danger, par ma méthode physiologique et rationnelle, dite **Médecine naturelle**, par les seules forces ou agents naturels: les herbes, tisanes dynamisées, médicaments simples, eaux minérales granulées, le Disque Dynamique, etc. ; je guéris journellement, dis-je, des malades désespérés, abandonnés des médecins, et que les célébrités médicales, mes confrères, même les professeurs des hôpitaux de Paris, n'avaient même pu soulager?

Ma situation personnelle et ma notoriété pourraient me dispenser d'employer la voie des annonces. Si j'en fais, c'est dans le but d'être utile à l'humanité. Elles sont, en tous cas, sincères et loyales.

Les milliers d'attestations de malades guéris que nous avons reçues, celles que je reçois tous les jours, proclament hautement l'efficacité de ma méthode que, seul, j'applique d'après les principes et les doctrines du docteur A. Guillaume de Joinville, mon aïeul.

Du reste, si vous suivez mon traitement seulement
pendant huit jours, vous en reconnaîtrez bientôt la
supériorité sur ceux que vous avez pu faire déjà.

La durée du traitement varie de six semaines à trois
mois, suivant la gravité de la maladie et le tempérament du malade ; on ne peut loyalement la préciser. —
Dans tous les cas, il ne saurait durer, comme je viens
de le dire, moins de six semaines et sans aucune interruption : serait-on guéri en apparence, on ne le serait pas en réalité, le sang ne pouvant être purifié et
l'organisme régénéré en quinze jours.

Mes **Tisanes concentrées Electro-Dynamiques**, qui
constituent la base de mon traitement toni-dépuratif,
doivent donc être employées avec assurance, avec confiance, et administrées pendant un certain temps pour
en obtenir un bon résultat. En général, plus on met
de hardiesse et d'activité dans leur emploi, plus on
assure le succès du traitement.

Et, chose remarquable, qui prouve bien que notre
méthode est en rapport avec les actes vitaux et le travail de nutrition, c'est que, sous son influence, les
forces se relèvent de suite, l'embonpoint revient chez
les personnes émaciées, et l'obésité disparaît chez celles
qui en sont affligées, ainsi que la fraîcheur, signe de
la santé.

Aux dames, nous dirons que la peau du visage s'é-
claircit, et la gaîté revient avec la santé et la fraîcheur du teint.

Le sang sera ainsi purifié, les pores de la peau seront
ouverts et les chairs rendues aussi tendres et saines
que celles d'un enfant; elles resteront donc ou rede-
viendront toujours fraîches, belles et jeunes.

Chez tous, la rate et le foie remplissant leurs fonctions, les humeurs du sang seront dégagées de l'organisme, et tout le corps se trouvera purifié et en bonne
santé.

Bientôt les digestions se font mieux, tous les organes
fonctionnent plus aisément; la tête est plus libre, les
pieds sont plus alertes, le teint s'éclaircit, les forces
reviennent sur tous les points à la fois et d'une façon
harmonique; on se sent en pleine possession de soi-même.

En résumé, notre méthode n'a rien de *surnature*, puisqu'elle est basée sur des phénomènes et des agents *naturels*.

Elle opère par milliers des cures merveilleuses dans toutes les maladies et dans tous les pays.

Des preuves innombrables existent à notre Institut.

D'autre part, les malades, très rares, qui n'ont pas la confiance et le courage nécessaires pour attendre la guérison de la *Dynamothérapie ou* **Médecine naturelle**, et qui retournent aux médicaments qui empoisonnent, non seulement ne guérissent pas, mais deviennent absolument incurables en continuant à absorber des drogues, des poisons qui, bien souvent, sont la cause de la maladie dont ils sont atteints, ou en provoquent de nouvelles plus graves.

Quant à la dépense de notre traitement, elle est en rapport avec la gravité et la durée de la maladie, mais nous pouvons affirmer que ce traitement est le meilleur marché, tout en étant d'une efficacité reconnue, surtout si on le compare aux dépenses produites par les visites des médecins et leurs ordonnances chez les pharmaciens **pendant des mois et des années...** pour ne pas être guéri.

Nous prions le lecteur de remarquer que ce livre, écrit par un *spécialiste* dont la renommée et la haute compétence sont reconnues par tous, ne saurait être confondu avec ces brochures offertes *gratis* dans les journaux par des industriels totalement étrangers à l'art de guérir.

Donc, les malades qui veulent se traiter seuls trouveront dans ce livre, pour toutes leurs maladies, des conseils, des prescriptions qui sont de *véritables consultations ;* et par ce moyen, ils évitent les dépenses de consultations près des spécialistes. et nul n'ignore que leur prix en est toujours très élevé.

Nos Sels granulés et déshydratés, pour eaux minérales, coûtent 3 fr. 50 le flacon et ils durent un bon mois, ce qui met le traitement à dix centimes par jour, etc.

De même, nos Tisanes concentrées Electro-Dynamiques renferment environ 50 doses par flacon.

Pour suivre le *traitement par correspondance*, rien n'est plus commode :

Nos consultations écrites (par correspondance) sont de dix francs chaque, y compris l'analyse de l'urine (de la nuit) que l'on doit toujours nous envoyer avec la demande de consultation.

Pour cela, j'ai fait un questionnaire clair et pratique (voir p. 140) qui permet aux personnes éloignées de Paris et qui ne peuvent s'adresser à moi que par correspondance de poser elles-mêmes le diagnostic de leur maladie, et de bien préciser les symptômes qu'elles éprouvent.

Par ce procédé, et avec la grande expérience que j'ai de ce mode de traitement, je suis arrivé à obtenir des malades les plus étrangers aux choses de la médecine, des renseignements assez complets pour pouvoir instituer à distance des traitements aussi exacts et aussi efficaces que ceux qui résultent des consultations orales, ou dans mon cabinet. Mes consultations écrites répondent à toutes les questions du malade, à toutes les indications de sa position, et une seule au début du traitement lui permet au besoin de diriger facilement tout seul le traitement, jusqu'à la guérison radicale.

Pour les malades qui veulent se traiter *seuls*, sans consultations, rien n'est plus simple ni plus facile, et c'est là que vraiment *chacun pourra être son propre médecin* : il suffit de savoir que, de nos trois **Tisanes électro-dynamiques concentrées** :

La **Tisane concentrée électro-dynamique Jaune** est tonique et apéritive, c'est-à-dire reconstituante au suprême degré ; elle convient donc dans tous les cas où l'organisme est débilité par une cause quelconque : maladies de langueur, anémie, affections chroniques anciennes, surmenage intellectuel, paralysies, convalescence, peines morales, etc.

La **Tisane concentrée électro-dynamique Verte** est dépurative, laxative, rafraîchissante, antiglaireuse et purgative. Cette Tisane guérit la masse du sang, lui donne une libre circulation, corrige les humeurs, expulse les vices du sang, la corruption, les acides, la bile, les glaires, les matières âcres, vicieuses, muqueuses, corrosives, source de toutes les maladies.

Celle-ci est indiquée à tout le monde, car il n'est personne, malade ou bien portant, qui n'ait besoin de se purifier, régénérer le sang à de certaines époques; à plus forte raison dans les maladies qui sont la conséquence de l'impureté, de l'âcreté ou de l'altération du sang ; les dartres, eczémas, scrofules, rhumatismes, goutte et diabète, accidents primitifs, secondaires et tertiaires de la syphilis, les cancers et tumeurs, maladies des femmes, pertes blanches, les glaires, la bile, les aigreurs, manque d'appétit, les humeurs viciées, constipations, maux de tête, migraines, etc., etc.

La **Tisane concentrée électro-dynamique Noire** est pectorale, calmante et sédative.

Elle est employée dans les affections des poumons, toutes les maladies chroniques de la poitrine, toux et crachements persistants, catarrhe, laryngite et bronchite chronique, engorgements pulmonaires, phtisie à tous les degrés. Pour calmer la souffrance et les nerfs, les coliques, diarrhées, dans le cas d'insomnie, en un mot : chaque fois qu'il faut calmer.

Notre **Lotion électro-dynamique**, destinée au traitement externe, s'emploie en lotions, bains, compresses, injections, gargarismes, etc. ; elle est souveraine pour nettoyer les plaies, en compresses sur les dartres, démangeaisons, etc., pour arroser les cataplasmes en cas de fluxions, clous, furoncles, anthrax, etc. ; et tous symptômes douloureux. Indispensable en injections aux femmes bien portantes ou atteintes de flueurs blanches, descente de matrice, métrite, etc. : elle entretient les organes en bon état, et y ramène la tonicité et la vigueur perdues ; de même pour la toilette générale de la tête, du visage, des seins et de tout le corps.

La **Pommade électro-dynamique**, fondante, calmante, qui tire et fait sécher, selon une expression connue, guérit et soulage les plaies, ulcères, hémorrhoïdes, dartres, eczémas, abcès phlegmons, engorgements, engelures, etc.

Nos **Sels granulés déshydratés** de **Sedlitz, Vichy, eaux sulfureuses**, etc., de même que le **Disque dynamique**, ayant été décrits en leur temps, nous n'en parlerons pas ici.

Nous n'ajouterons qu'un mot : notre *Poudre sulfureuse* **pour boisson** doit être employée non seulement dans les affections de poitrine, mais elle est indispensable concurremment avec notre *Poudre sulfureuse* **pour bains**, dans tous les cas où il y a impuretés ou vices du sang : toutes les maladies de peau et toutes les maladies vénériennes.

La manière détaillée d'employer chaque médicament accompagne l'envoi.

De ceci, il découle que les malades qui veulent se traiter eux-mêmes le peuvent sans difficulté.

Par ce qui vient d'être dit, il est clair et évident, en effet, qu'une personne atteinte, par exemple, de cancer, engorgements ganglionnaires, dartres vives (eczéma), ulcères variqueux, etc., devra une fois ou deux par jour laver la plaie avec la **Lotion électro-dynamique**, et la panser ensuite avec la **Pommade électro-dynamique**. Puis, comme traitement interne, user de la **Tisane jaune** pour fortifier la constitution, et de la **Tisane verte** pour modifier l'organisme et purifier le sang et les humeurs.

Dans la goutte et le diabète, albuminurie, gravelle, etc., il faut adjoindre les **Sels granulés de Sedlitz** et de **Vichy** à la **Tisane jaune** et à la **Tisane verte** et prendre des bains avec notre **Poudre sulfureuse** ; dans ces affections il est toujours indispensable de faire analyser son urine au début du traitement, et ensuite au bout d'un mois. — Nous envoyer toujours une fiole contenant de l'urine de la nuit.

Pour les maladies des femmes, outre la **Tisane verte** et la **Tisane jaune**, prendre matin et soir une injection avec notre **Lotion électro-dynamique** et deux bains par semaine, avec notre **Poudre sulfureuse tonique**.

Dans les maladies de poitrine, phtisie, etc., aux **Tisanes jaune et verte** ajouter la **Tisane noire** et l'usage de la **Poudre sulfureuse pour boisson**, soit en fumigation, soit en boisson dans du lait chaud.

Pour la vérole, la scrofulose, enfin, panser les plaies et autres accidents avec la **Pommade électro-dynamique**, après les avoir lotionnés, tamponnés avec la **Lotion électro-dynamique**, et faire un usage suivi de notre **Tisane verte**, de notre **Tisane jaune électro-**

dynamiques et de notre **Poudre sulfureuse pour bois-son.**

.Dans toutes les maladies, celles de la poitrine excep-tées, l'usage des bains avec notre **Poudre sulfureuse pour bains** est indiqué comme tonique et modificateur de l'organisme. — La moyenne est de deux à trois par semaine. Ils doivent durer 40 minutes et n'être ni trop froids, ni surtout trop chauds. (Voir p. 132.)

Toutes les maladies chroniques ou constitutionnelles ayant de commun : 1° des ruptures d'équilibre dans la force électro-organique qui entretient l'harmonie du corps humain ; 2° une altération plus ou moins profonde de la nutrition ; 3° des lésions organiques plus ou moins considérables, il en résulte qu'il est parfaitement ridi-cule de soigner un seul organe ou même un seul système.

Comme si l'on pouvait être malade sans que tout le corps le soit ?

Tout s'enchaîne, tout se tient, tout est sympathie dans le corps humain.

Une cellule ne peut pas être malade sans que tout l'organisme s'en ressente ; et vouloir traiter un seul organe, un seul système, en un seul mot, ne traiter que l'estomac dans la gastrite, les poumons dans la phtisie. etc., c'est imiter l'horloger qui s'obstinerait à réparer les aiguilles d'une montre quand elles n'indiqueraient pas l'heure avec précision.

Faire exclusivement de la médecine symptomatique dans le traitement des maladies chroniques, c'est faire le plus souvent le jeu de la maladie ; et si parfois c'est soulager, ce n'est jamais guérir. Endormir la maladie, c'est se préparer un terrible réveil, car nul ne sait comment et sous quelle forme elle se reproduira : « **On n'empêchera jamais la fumée de paraître sur le toit, si l'on n'éteint pas le feu qui brûle dans la chambre ; et si l'on parvient à l'empêcher sur ce point, elle se portera sur un autre point.** »

Ceci est clair pour tous, et l'on comprend que, dans tous les cas, l'usage de la *Tisane concentrée électro-dynamique verte* et de la *Tisane jaune* est indispensable.

Mes **Tisanes concentrées électro-dynamiques** ont avant tout pour but de rechercher, combattre et faire disparaître la cause qui produit la maladie : celle-ci meurt faute d'aliment et la guérison ne peut qu'être radicale, sans crainte de récidive.

Tandis que ma **Tisane électro-dynamique jaune** relève les forces et tonifie l'organisme, ainsi que tous nous en avons besoin en ces temps d'anémie générale, ma *Tisane électro-dynamique* **verte**, remarquable par sa puissance et par l'étendue de sa sphère d'action, annule les principes psoriques, herpétiques, scrofuleux, etc., dont l'organisme est plus ou moins imprégné.

Chez les bien portants, ces principes, par leur nature, tendant constamment à s'accumuler, finissent par produire nos infirmités, ou une fatigue ou vieillesse anticipée ; tous ont donc intérêt à les détruire, et combien plus chez les personnes malades !

L'action de notre *Tisane verte*, suffisamment prolongée, en débarrasse l'économie : c'est pourquoi ce remède guérit la cause de neuf maladies sur dix, de même qu'il les prévient et les empêche de s'implanter dans l'organisme.

Il est donc recommandé à toute personne soucieuse de sa santé de prendre préventivement nos *Tisanes électro-dynamiques concentrées jaune et verte* pour se tonifier, pour se garantir des maladies, pour assurer la santé par de bonnes digestions et un sommeil tranquille et réparateur ; pour se prémunir contre la tendance aux refroidissements, aux fluxions, à une multitude de petites souffrances qui sont, pour la plupart du temps, le principe d'infirmités plus graves.

On doit faire usage de nos remèdes à la fois ou alternativement, **à cause de l'effet mutuel qui existe entre eux**, pour pouvoir garantir aux malades un soulagement prompt et une guérison complète.

RÉGIME

(« L'homme ne meurt pas, il se tue. »)

Un physiologiste célèbre a dit que l'homme était constitué pour vivre 150 ans ; mais combien nous sommes loin de cette longévité, car il est bien certain que pour l obtenir il est nécessaire de suivre un régime approprié à son tempérament, car il varie selon les pays, l'âge, les maladies, les tempéraments, etc.

Citons, par exemple, le régime de Pythagore (végétarien) qui n'est pas seulement un bouclier, c'est-à-dire un remarquable préservatif contre les innombrables causes morbides qui nous assaillent continuellement; il est encore une arme puissante pour triompher des maladies dont nous n'avons pas su parer les coups.

Asclépiade guérissait tous ses malades en leur prescrivant des herbes et une nourriture végétale.

Pythagore y ajoutait la DIÈTE BLANCHE ou lactée, de même qu'Hippocrate, Celse, Gallien, Pline, Aréthée, etc.

Tout le monde, même sans être médecin, sait et se rend compte que le **Régime** est d'un grand secours contre la goutte et les maladies articulaires, contre le rhumatisme et l'hypocondrie; contre l'étisie ou la phtisie; contre les vices anévrysmatiques, le scorbut, etc., etc., et surtout contre l'ANÉMIE ET LE NERVOSISME, ces deux plaies qui s'élargissent sans cesse sur le corps social et que les établissements de physiatrie traitent avec succès.

« Si les chiffres des physiologistes sont utiles pour « l'enseignement et la démonstration, quand il s'agit « de la vie de tous les jours, ils n'ont plus que peu « d'importance : tellement qu'on pourrait affirmer « qu'une ration quotidienne, calculée sur leurs données « et toujours la même, ne serait pas longtemps sup- « portée par l'estomac. L'homme n'est point un verre à « expérience : il est ondoyant et divers... Les tem- « péraments diffèrent comme les individus, les saisons, « les goûts, etc. Un physiologiste serait un fort mau- « vais cuisinier, et en définitive les théories doivent « s'effacer devant la pratique, qui, on le conçoit, im- « porte seule ; qui, la plupart du temps, n'est pas « d'accord avec elles. »

Ainsi s'exprime le savant docteur Bonnejoy du Vexain, directeur de l'Institut Physiatrique de Chares (Seine-et-Oise).

D'autre part, quels doux sourires n'ai-je pas vu souvent s'épanouir sur des lèvres inquiètes qui venaient me dire : « et le régime » ?!!

A ma réponse : No changez rien à votre manière de vivre ! »

A la vérité, si j'indique souvent sur mes ordonnances le régime *doux ou salé*, j'omets soigneusement les fameuses *viandes saignantes grillées ou rôties*, qui, en moins de quinze jours, inspirent une satiété aussi pernicieuse qu'insurmontable.

De même pour le *Régime lacté*, qui est excellent pour ceux qui peuvent le supporter, mais ne convient pas à tous les estomacs.

Me contentant, la plupart du temps, de récommander de manger à sa faim et à heures réglées.

En un mot, le **régime général à suivre** est le suivant : manger et boire avec sobriété ; peu de viandes noires, salées ou épicées, peu de gibier. Boire de l'eau rougie. Diète lactée partielle ou absolue, suivant les cas, si le patient peut la supporter. Boire notre *Eau de Vichy granulée*.

Gilets, chemises et caleçons de flanelle, chaussettes de laine. Se coucher de bonne heure et se lever de bon matin. Beaucoup d'exercice à pied ou à cheval, faire de la gymnastique, de l'escrime et tous les actes du corps qui exercent les muscles, toutes les fois que l'état de santé le permettra.

En général, les aliments qu'on doit préférer sont toujours ceux qui, possédant les substances les plus nutritives, se digèrent le plus facilement.

Le degré de l'action nutritive dépend du contenu reproductible plus ou moins substantiel, tel que : l'eau, l'albumine, la graisse, le sel commun, la chaux, le sel alcali naturel et le fer ; il est nécessaire que ces substances entrent simultanément dans l'économie, car une partie ne sert qu'à nourrir le corps (à la reproduction), tandis que l'autre sert à lui donner la chaleur animale nécessaire. Le lait, le sang, la viande, les œufs et les mets farineux sont des aliments nourrissants, tandis que les pommes de terre, les légumes et les fruits ont moins de substances nourricières. Les matières les plus faciles à digérer sont celles déjà dissoutes, c'est-à-dire les liquides, et celles faciles à dissoudre dans les humeurs digestives (salive, suc gastrique, bile et autres).

Les œufs à la coque, la viande bouillie et grillée sont d'une digestion facile ; par contre, les œufs durs et la viande salée ou fumée sont difficiles à digérer.

La chair animale est en général bien plus facile à digérer que les aliments végétaux, qui contiennent des matières difficiles à dissoudre ou non solubles (la cellulose).

Le tableau suivant donnera une idée des qualités digestives des aliments :

à digérer facilement	moins facilement ou difficilement
œufs à la coque.	lait écrémé ou délayé.
sang	végétaux, à cause de leur tissu cellulaire, et surtout les champignons.
bouillon	
viande de menu bétail	œufs durs.
volaille bien bouillie ou rôtie	viande trop bouillie ou trop rôtie.
bière, vin	viande d'animaux vieux.
chocolat, lait	viande très grasse.
huîtres et écrevisses	viande salée et fumée.
poissons	fromage suivant l'âge et la qualité.

Nous croyons cependant répondre à un besoin général en donnant les renseignements suivants, qui peuvent rendre de grands services à toute personne affaiblie :

Bouilli, deux procédés : 1° la viande est mise dans l'eau froide, le bouillon est bon, mais le bouilli est alors dépourvu de toutes qualités nutritives ; 2° la viande est mise dans l'eau bouillante : la viande reste agréable au goût et assez nourrissante, mais le bouillon est mauvais. La viande perd la moitié de son poids par la cuisson dans l'eau qui se transforme en bouillon.

Bouillon. — Le bouillon n'est utile que lorsqu'il est agréable, il est alors excitant des fonctions digestives et favorise la digestion.

Bouillon de Liebig. (Formule.) 250 gr. de viande hachée, délayée dans 560 gram. d'eau distillée, quatre gouttes d'acide chlorhydrique, 2 à 3 gr. de sel marin ; laissez macérer pendant une heure et demie : ce bouillon contient des substances albuminoïdes et est nourrissant ; mais il a une odeur de viande peu fraîche et une couleur rougeâtre désagréable, qui déplaît quelquefois.

On peut le transformer en excellent bouillon en le faisant bouillir ; mais les substances albuminoïdes se coagulent et il devient moins nourrissant.

Les tablettes de bouillon sont formées d'extrait de viande et n'ont pas d'arome.

L'Extrait Liebig (bouillon concentré) contient une forte proportion de sels minéraux, surtout de sels de potassium, qui à haute dose le rendent toxique ; 30 gr. d'extrait pur pris en 24 heures peuvent causer une diarrhée sérieuse.

L'Extrait doit être ajouté à de l'eau dans laquelle on aura fait cuire des légumes.

Quant à la question de savoir si la nourriture animale ou végétale est préférable, ou si l'on doit se servir exclusivement de l'une ou de l'autre pour arriver à une nourriture et reproduction normales, non seulement la formation de notre denture, mais aussi l'expérience prouve que le régime doit être mixte pour redonner à l'organisme ses forces, ses fonctions et sa constitution normales. Il va sans dire que la diète est à changer suivant les dispositions maladives du corps. Les organes faibles demandent généralement une nourriture animale ; la réplétion, la pléthore, une nourriture végétale. La nourriture animale est surtout nécessaire en cas de pauvreté du sang, de chlorose, de pulmonie, de convalescence, de faiblesse par suite de croissance précipitée, etc.

Une nourriture exclusivement végétale étant indigeste donne lieu à des douleurs du bas-ventre, produit un sang contenant peu d'albumine et insuffisant à la reproduction.

On peut cependant adopter temporairement un régime de nourriture végétale comme traitement contre la **pléthore**, les **congestions**, la **goutte**, le **rhumatisme** et la **sciatique**. Quant au choix de la nourriture, ce que nous venons de dire suffira à quiconque étudie son état de santé, d'autant plus que la nature nous indique toujours, par ce dont nous nous trouvons bien, ce qu'il nous faut choisir.

Nous croyons cependant être utile aux personnes qui sont dans les cas cités ci-dessus en donnant le tableau suivant :

TABLEAU DES ALIMENTS

POUR LES MALADES ATTEINTS DE LA GOUTTE, RHUMATISMES,
SCIATIQUE, LA PLÉTHORE, LES CONGESTIONS, ETC., ETC.

Permis :

Pains. — Œufs.
Porc frais (en petite quantité).
Volailles. — Pigeons. — Lapins.
Bœuf. — Veau. — Mouton.
Poisson d'eau douce.
Poisson de mer et coquillages
   en très petite quantité.
Légumes frais.
Fruits mûrs peu acides.
Laitage.

Boissons :

Vin de Bordeaux.
Vin blanc léger recommandé.
Bière *très légère*.
Cidre léger *non acide*.
Café. — Thé.
Mon sel granulé et déshydraté
   de Vichy.

Défendus :

Viandes noires saignantes.
Viandes fumées ou salées.
Mets trop épicés.
Aliments trop sucrés.
Gibier faisandé.
Crevettes. — Ecrevisses. — Lan-
   goustes. — Rougets.
Oseille. — Tomates.
Artichauts crus. — Légumes
   farineux.
Glaces.

Boissons :

Boissons glacées.
Vins vieux à bouquet.
Boissons fermentées et alcooli-
   sées.

—

Vins et Boissons
très nuisibles :

Vins sucrés et alcooliques.
Porto.
Xérès.

——

Bières anglaises.
Cognac.
Rhum.
Liqueurs.
   *Éviter les eaux alcalines trop
minéralisées*

RÉGIME QUI CONVIENT AUX ECZÉMATEUX.
TOUTES LES MALADIES DE LA PEAU.

Chez tous les eczémateux, il est convenable de régler l'alimentation en excluant les gros poissons de mer, les crustacés, le porc, les salaisons, les viandes faisandées, le gibier de poil et le gibier sauvage, les épices, les excitants divers, etc.

Il y a grand avantage à veiller à la bonne tenue des voies digestives (antisepsie intestinale), et à favoriser l'évacuation large et régulière des déchets que doivent éliminer le foie, le rein et le gros intestin au moyen de notre Sedlitz granulé, tous les matins.

Chacun sait cela et le met en pratique, au moins dans ce pays ; mais ce que généralement l'on sait moins bien, c'est que les prescriptions relatives au *régime alimentaire* peuvent être simplifiées et adoucies, dans un très grand nombre de cas, et que ce ne doit jamais être systématiquement que les interdictions ont été formulées.

Il ne faut point oublier non plus que la chaleur est un agent très important pour la digestion ; pour cette raison, dans tous les cas de dyspepsie, il est très utile que l'estomac soit chaud ; la poitrine dans les bronchites, la gorge dans les angines, etc.

Les mets chauds sont préférables aux mets froids ; toutefois, il faut se garder autant des mets brûlants que des mets froids.

Il est très utile de boire en mangeant, mais, comme en toutes choses, il faut se garder d'un excès. De suite, après avoir mangé, il est nuisible de faire travailler l'esprit et le corps : ainsi donc, après les repas, du repos ou de l'exercice modéré.

Il ne faut point non plus affaiblir le corps par des saignées, l'apposition de sangsues, des scarifications.

Bien des remèdes, dont l'emploi en temps utile est d'une nécessité absolue, sont souvent mis en usage mal à propos ; même les purgations, les bains, les transpirations si salutaires pour régulariser les sécrétions nécessaires au corps, demandent à être mis en usage d'après certaines règles.

S'il faut **transpirer**, qu'on l'essaie trois jours consécutivement, pendant une heure et demie le matin ; si l'on n'y arrive point, qu'on cesse, pour ne pas augmenter le mal et se tourmenter inutilement.

Quant aux **bains**, les habitudes du malade doivent être prises en considération ; la sensibilité plus ou moins grande pour le froid et l'humidité, ainsi que le plus ou moins d'effet que le malade en ressent, doivent engager à continuer ou à cesser les bains. Il est naturel qu'il faut user de la plus grande précaution, chaque fois qu'on prend un bain, et n'y demeurer que le temps nécessaire, 35 à 40 minutes, de crainte de s'exposer à trop de lassitude ou à un refroidissement, en un mot, empirer le mal, et surtout éviter de le prendre trop chaud : un bain tiède calme, repose et tonifie, un bain trop chaud suréxcite et expose à des congestions. En sortant du bain, il est utile de se frictionner le corps avec un linge sec et chaud, et de faire un peu d'exercice pour éviter les frissons et les troubles dangereux qui peuvent survenir dans la circulation du sang et dans les fonctions de la peau.

Le bain de propreté, d'hygiène ou de santé, se prend à diverses températures et produit des effets différents suivant sa température, ainsi que nous venons de le dire :

Froid, de 0 à 15 degrés centigrades, température des sources froides, doit être très court, quelques minutes seulement, et doit être suivi d'une réaction par la marche, ou un exercice du corps; il est très fortifiant, mais tout le monde ne peut pas le supporter.

Frais, de 15 à 25 degrés, température de bain de mer, ou de rivière, convient à certains tempéraments ; durée de 15 à 20 minutes.

Tiède, de 25 à 30 degrés, température de certaines sources thermales, est le plus fréquemment employé. Il peut être prolongé de 30 à 60 minutes et plus ; il est calmant et fortifiant.

Chaud, de 30 à 35 degrés, doit être court et employé avec circonspection ; il affaiblit.

Le **Bain** doit être pris à jeun, 3 ou 4 heures au moins après le repas

Le **Bain de santé** ou médicamenteux, ou **médicinal**, est destiné au traitement des diverses maladies par l'action de substances médicinales, végétales ou minérales, solubles dans l'eau.

Comme nous l'avons dit déjà, non seulement le bain avec notre **Poudre sulfureuse tonique** est très utile à tous, mais aussi l'exercice du corps en général, surtout pour les personnes sédentaires et corpulentes, car elles sont plus que d'autres exposées aux accidents dont nous avons parlé plus haut. Qu'on se fasse donc un devoir d'une promenade journalière, autant que le permet l'état de sa santé; l'exercice gymnastique dans la chambre est aussi très salutaire.

Pour terminer ce travail, que nous nous sommes efforcé de rendre clair et pratique, et que nous publions *dans le but d'être utile* à nos semblables, nous donnons le tableau qui suit, éminemment pratique et dont tout le monde comprendra l'utilité :

CONSEILS PRATIQUES

En cas d'accident, prévenez immédiatement le médecin.

NATURE DE L'ACCIDENT	EN L'ATTENDANT :	
	EVITEZ	FAITES
Contusions Entorses Luxations	*Applications irritantes et malpropres, urines... etc., sangsues.*	Entourez la partie atteinte de compresses PROPRES, imbibées de notre LOTION ELECTRO - DYNAMIQUE, toujours froides, et maintenues par une bande peu serrée.
Plaies	*Evitez de toucher, de palper la plaie avec les doigts; — n'introduire aucun instrument ; évitez en pansement les linges malpropres, la charpie, les emplâtres.*	Lavez la plaie avec un linge très propre trempé dans notre LOTION ELECTRO-DYNAMIQUE, et ensuite faites une onction avec notre pommade ELECTRO-DYNAMIQUE ; recouvrez-la d'un linge ou mieux d'une couche de coton hydrophile, imbibée de notre LOTION, le tout maintenu par une bande.
Corps étrangers — Oreilles	*Evitez de faire des tentatives pour enlever le corps étranger avec un instrument quelconque.*	Injections tièdes et répétées avec notre LOTION ELECTRO-DYNAMIQUE.
Corps étrangers — Œil	*Evitez de vous frotter l'œil ; — évitez l'intervention d'une personne qui se servirait d'un objet pointu pour retirer le corps étranger.*	Soulevez la paupière et faites souffler dans la direction des angles de l'œil. — Plongez l'œil dans un bain d'eau tiède additionnée de notre LOTION ELECTRO-DYNAMIQUE ; si le corps est visible, l'entraîner au dehors avec un corps mousse (bague).
Corps étrangers — Voies digestives	*Evitez toute intervention brusque.*	Faites avaler de l'huile, provoquez les vomissements. Ensuite quelques cuillerées de notre TISANE CONCENTRÉE VERTE ELECTRO-DYNAMIQUE.
Hernies étranglées	*Evitez tout mouvement brusque.*	Malaxez doucement avec notre POMMADE ELECTRO-DYNAMIQUE ; grand bain dans lequel on versera un flacon de notre LOTION ELECTRO-DYNAMIQUE. Puis application de notre POMMADE recouverte d'une compresse trempée dans notre LOTION.

NATURE DE L'ACCIDENT	EN L'ATTENDANT !	
	ÉVITEZ	FAITES
Hemorragies	*Evitez de panser la plaie avec du perchlorure de fer, du vinaigre, des toiles d'araignées, de prendre les premiers chiffons qui tombent sous la main et peuvent être souillés. — Evitez de remuer, de transporter le blessé avant l'arrivée du médecin.*	Adaptez sur la plaie un linge très propre plié en plusieurs doubles et trempé dans notre LOTION ÉLECTRO-DYNAMIQUE, et le maintenez exactement avec l'extrémité des doigts ; — si l'hémorragie persiste, liez le membre AU-DESSUS de la plaie: bande hémostatique en caoutchouc. Pour arrêter un saignement de nez : élevez brusquement le bras du côté correspondant à la narine qui saigne, le maintenir quelques minutes dans cette position. Appliquer compresses froides trempées dans notre LOTION ELECTRO-DYNAMIQUE sur le front. — Introduire dans la narine un morceau d'ouate trempée dans ladite LOTION et presser pendant quelques instants ; — repos ; — air frais.
Pendaison	*Evitez tout retard pour couper la corde.*	Couchez le malade. — Eau froide additionnée de notre LOTION; — frictions générales et énergiques sur le corps, avec une flanelle trempée dans notre LOTION. — Respiration artificielle. — Si la face est rouge, congestionnée, glace sur la tête, sinapismes aux membres inférieurs.
Asphyxie	*Evitez les lits chauds, l'exposition au soleil, la respiration des vapeurs irritantes.*	Exposez le malade au grand air. — Enlevez les vêtements ; — frictions sur le corps et eau au visage additionnée de notre LOTION ÉLECTRO-DYNAMIQUE, flagellation avec une serviette trempée dans la LOTION ; respiration artificielle.
ncope	*Evitez de mettre le malade sur son séant, la tête haute.*	Couchez le malade sur un plan horizontal : la tête basse ; lui élever les bras ; desserrer les vêtements ; — air frais ; — eau froide additionnée de notre LOTION au visage ; — mettez sous les narines de notre LOTION ELECTRO-DYNAMIQUE pure, ou, à défaut, vinaigre, éther. — Flagellation avec une serviette trempée dans la LOTION ; — respiration artificielle.

NATURE DE L'ACCIDENT	EN L'ATTENDANT :	
	EVITEZ	FAITES
Ivresse		Faites vomir le patient par la titillation de la luette avec les doigts et l'emploi d'eau tiède : — donnez-lui par gorgées, à quelques minutes d'intervalle, un verre d'eau sucrée, avec addition d'une cuillerée à café d'acétate d'ammoniaque et trois cuillerées à café de notre TISANE ELECTRO-DYNAMIQUE VERTE.
Apoplexie	*Evitez l'administration de prétendus cordiaux anti-apoplectiques.*	Etendez le malade, la tête élevée dans une chambre très aérée; desserrez les vêtements; — sur la tête, compresses d'eau fraîche additionnée de notre LOTION ; sinapismes aux membres inférieurs ; — lavements purgatifs avec notre sel de Sedlitz granulé (une à deux cuillerées à bouche par lavements), sangsues à l'anus.
Epilepsie	*Evitez de vouloir fléchir les membres qui se raidissent ; ne rien faire boire pendant la crise.*	Etendez le malade à terre et desserrez ses vêtements, surveillez-le pour l'empêcher de se blesser.
Hystérie	*Repoussez l'emploi de toute odeur forte qui contribuerait à prolonger l'attaque.*	Etendez le malade, le surveiller pour l'empêcher de se blesser.
Empoisonnements	*Ne pas oublier que le médecin seul a compétence pour administrer le contre-poison indiqué par la nature du poison absorbé.*	Dans tous les cas, provoquez les vomissements; — boissons mucilagineuses additionnées de trois cuillerées de notre TISANE ELECTRO-DYNAMIQUE VERTE ; — si l'on a affaire à un poison stupéfiant d'origine végétale (opium, belladone, digitale, champignons, etc.), faites vomir et stimulez le malade ; café, sinapismes aux jambes ; flagellations et frictions générales énergiques avec une serviette trempée dans notre LOTION, respiration artificielle.

NATURE DE L'ACCIDENT	EN L'ATTENDANT :	
	EVITEZ	FAITES
Fractures	*Evitez tout mouvement brusque ; — évitez de chercher à constater la mobilité des fragments.*	Placez le malade sur un lit dans une position horizontale ; assurez l'immobilité du membre à l'aide d'attelles, en même temps faites entourer la région douloureuse de compresses trempées dans de l'eau fraîche additionnée de notre LOTION ELECTRO-DYNAMIQUE. Les renouveler constamment pour qu'elles soient toujours froides. — Donner au malade trois à quatre cuillerées à café de notre TISANE ELECTRO-DYNAMIQUE JAUNE. Pour immobiliser le membre fracturé, il vaut mieux encore le placer dans une des gouttières en fil de fer, dont tout poste de secours doit être muni.
Brûlures	*Evitez de déchirer les vésicules : — gardez-vous d'appliquer des liquides irritants, encre, vin..., gelées de groseilles.... — Evitez les refroidissements.*	Eau fraîche souvent renouvelée et additionnée de notre LOTION ELECTRO-DYNAMIQUE. — Puis onction avec notre POMMADE ELECTRO-DYNAMIQUE, et recouvrir le tout avec du coton hydrophile imbibé de ma LOTION ELECTRO-DYNAMIQUE. TISANE JAUNE ET TISANE VERTE.
Insolation		Mettez le malade à l'ombre, desserrez les vêtements ; compresses d'eau froide sur la tête et frictions générales sur tout le corps ; — additionnez sitôt que possible le tout avec la LOTION ELECTRO-DYNAMIQUE et donnez ma TISANE JAUNE, ma TISANE VERTE ELECTRO-DYNAMIQUE et mon sel déshydraté de Sedlitz.
Congélation	*Evitez de placer d'emblée le malade dans une chambre chaude ou devant le feu ; — se garder de le faire boire avant qu'il ait repris connaissance ; — ne pas lui donner d'alcool ni de spiritueux.*	Mettez le malade dans une chambre froide qu'on échauffera progressivement ; enlevez les vêtements et frictionnez le corps avec des linges chauffés arrosés de notre LOTION ELECTRO-DYNAMIQUE PURE ; — café chaud faiblement alcoolisé. Puis notre TISANE JAUNE et notre TISANE VERTE.

NATURE DE L'ACCIDENT	EN L'ATTENDANT :	
	ÉVITEZ	FAITES
Submersion	Évitez de suspendre le noyé par les pieds, sous prétexte d'évacuer l'eau qu'il a pu avaler ; — rejetez les lavements et les fumigations de tabac ; évitez toute secousse violente ; — ne donnez aucune boisson avant que la respiration soit complètement revenue.	Déshabillez le noyé ; — débarrassez la bouche et la gorge des mucosités à l'aide d'une barbe de plume, tirez la langue en dehors : rétablissez la respiration, réchauffez le noyé (frictions, application de linges chauds arrosés de notre LOTION pure sitôt que possible ; couverture, briques)... Puis notre TISANE JAUNE et notre TISANE VERTE ÉLECTRO-DYNAMIQUES.

Respiration artificielle

Couchez le noyé sur le dos en glissant sous ses épaules un coussin, de manière à mettre sa poitrine dans une position plutôt élevée ; — l'opérateur se place à la tête du noyé, saisit la partie supérieure des deux bras près du moignon de l'épaule avec les deux mains, en ayant soin de tenir le pouce dessus et les quatre doigts au-dessous. Puis il attire à lui les épaules du noyé et les remet à leur position première, en alternant les mouvements de haussement et d'abaissement d'une façon régulière ; — ce mouvement d'élévation et d'abaissement doit être répété de 15 à 18 fois par minute (Méthode de Pacini).

En même temps, exercer sur la langue des tractions rythmées (30 rythmes par minute).

Conditions de Traitement
Modes d'Expédition et de Paiement

Les personnes malades qui veulent employer notre méthode doivent nous adresser :

1° Si elles désirent une consultation écrite, une lettre avec les réponses à notre questionnaire ci-joint (p. 140), et joindre un mandat-poste de dix francs, prix de mes consultations par correspondance. Dans ce prix sont comprises les analyses d'urine (du matin) que l'on doit toujours joindre à sa demande de consultation.

2° Si elles veulent se traiter seules, chercher dans les exemples de guérison (pages 48 à 114), où elles ne manqueront pas de trouver une maladie semblable à la leur, s'adresser à notre Pharmacien préparateur, qui s'empressera de leur donner satisfaction.

Le mode d'emploi est toujours indiqué sur les étiquettes de tous les produits ou sur des notices qui les entourent.

Par une longue expérience, je suis tellement sûr de l'efficacité de mes formules que je puis assurer la guérison radicale aux personnes qui les emploient.

Mes formules, mes médicaments, constituant ma méthode, je n'ai conféré qu'à une seule personne le droit de les préparer et de les expédier.

Donc, nous avons supprimé les dépôts, pour que ces médicaments arrivent plus frais chez le malade et pour rendre la contrefaçon impossible.

Notre Pharmacien-préparateur est un des plus éminents praticiens de Paris, et avec mes formules et mes procédés, il prépare mes **remèdes Electro-Dynamiques** avec un soin extrême, sous mon contrôle et ma surveillance.

Toutes les communications, lettres, mandats, demandes de conseils ou de consultation, de Disques Dynamiques, de ceintures, envois, etc., doivent être adressés au Directeur de l'Institut Dynamothérapique de France, 61, rue Blanche, à Paris.

Seuls les demandes de médicaments et les mandats représentant leur valeur doivent être adressés à M. le Directeur de la Pharmacie Arago, 6, boulevard Arago, à Paris.

Les articles désignés dans ce livre sont adressés franco *et* en secret *à tous ceux qui en font la demande. Les envois ne portent aucune étiquette, de sorte que personne ne peut deviner ce qui vous est expédié.*

Pour recevoir ce que l'on désire, il suffit d'envoyer un mandat-poste pour la valeur de la commande. Il n'y a rien à payer pour le port.

On n'expédie pas contre remboursement. Ce mode d'envoi occasionne 1 franc de frais en plus pour le retour de l'argent. En envoyant un mandat de poste, il y a donc économie et sécurité pour le client, puisque la poste donne un reçu de l'argent qui nous est envoyé.

Voyez le prix de chaque article à la page 141

Bien indiquer le nom de votre gare et renouveler votre adresse sur chaque lettre, en ayant soin de joindre un timbre pour éviter tout retard dans la réponse.

Les expéditions sont faites FRANCO EN GARE. Pour recevoir à domicile, prière d'ajouter vingt-cinq centimes de supplément ; mais s'assurer, dans ce cas, si le service des colis postaux se fait dans la localité.

Toutes les expéditions sont faites le jour même de la commande. Elles doivent donc se trouver en gare le lendemain matin ou dans la journée même. — Dans le cas où un retard aurait lieu dans la livraison, il faut réclamer de suite le colis à la gare. — Chaque fois qu'on reçoit un colis, avoir soin de le vérifier en présence de l'employé. En cas d'avaries, c'est le chemin de fer qui est responsable.

QUESTIONNAIRE

Vos noms et votre âge ?

Votre profession, votre domicile et la gare la plus rapprochée ?

Votre tempérament et votre caractère ?

Votre constitution est-elle bonne et quel est votre état général ?

Y a-t-il dans votre famille une maladie et avez-vous une maladie héréditaire ?

Avez-vous eu des maladies avant celle-ci, et lesquelles ?

Avez-vous eu des chagrins ? avez-vous souffert de privations ou d'excès de travail ?

Votre appétit et votre digestion ?

Comment allez-vous à la selle ?

Comment sont vos urines ?

Votre sommeil ?

Quel est votre régime ordinaire ?

Avez-vous contracté des affections de mauvaise nature ?

Comment a débuté votre maladie actuelle, et depuis quand ?

Quel nom les médecins lui ont-ils donné ?

Quels traitements avez-vous suivis et quels effets ont-ils produits ?

Êtes-vous marié ou mariée, et, dans ce dernier cas, avez-vous eu des enfants ou des fausses-couches ?

Comment êtes-vous réglée ?

Bien m'exposer votre état actuel et les observations et renseignements complémentaires que vous jugerez à propos.

En m'envoyant les réponses à ce questionnaire, veuillez joindre à votre lettre un mandat-poste de 10 francs, prix de ma consultation par correspondance, et m'envoyer en même temps une fiole contenant de l'urine *du matin*, pour être analysée en notre **laboratoire d'Uroscopie.**

PRIX

Franco de port et d'emballage pour toute la France et ses colonies proches

---

Tisane concentrée électro-dynamique verte, la bout. . .	5	1.50
Tisane — — jaune —	5	50
Tisane — — noire —	5	50
Lotion électro-dynamique, la bouteille.	5	50
Sel de Sedlitz granulé, le flacon.	3	50
Sel de Vichy,	3	50
Poudre pour eau sulfureuse, **pour boisson**, le flacon.	3	»
Poudre pour eau sulfureuse, **pour bains**, —	1	25
Pommade calmante-fondante, le pot.	6	»
Disque dynamique, chaque.	5	»
Le rechargement (dynamisation), chaque.	2	»
Cachets dynamiques concentrés, pour la cure des Hernies, sans bandage ni opération, la boîte.	3	50
Ceinture dynamique-gant.	35	»
Plantes en nature, quelles que soient la nature et la composition (v. p. 19), le paquet	3	»
Canule dynamothérapique seule.	3	»
Nécessaire de Dames complet.	25	»

Mesures des Ceintures Dynamiques-Gant

Pour la CEINTURE DYNAMIQUE-GANT (ventrière, abdominale, hypogastrique), pour dames ou pour hommes, donner la circonférence du corps prise au bas du ventre, dans le haut et sur le milieu, et enfin la distance qui sépare le nombril du bas-ventre (pubis).

Indiquer si la personne est petite ou grande, grasse ou maigre

---

En outre, répondre au questionnaire ci-joint (page 140).

AVIS IMPORTANT

Les expéditions étant remises au chemin de fer, soigneusement emballées, nous déclinons toute responsabilité à l'égard des dégâts qui pourraient survenir en cours de route. Les destinataires sont priés de faire constater ceux-ci à l'arrivée et d'adresser leurs réclamations à l'administration chargée du transport, seule responsable.

TABLE ALPHABÉTIQUE des MATIÈRES

TABLE GÉNÉRALE DES MATIÈRES

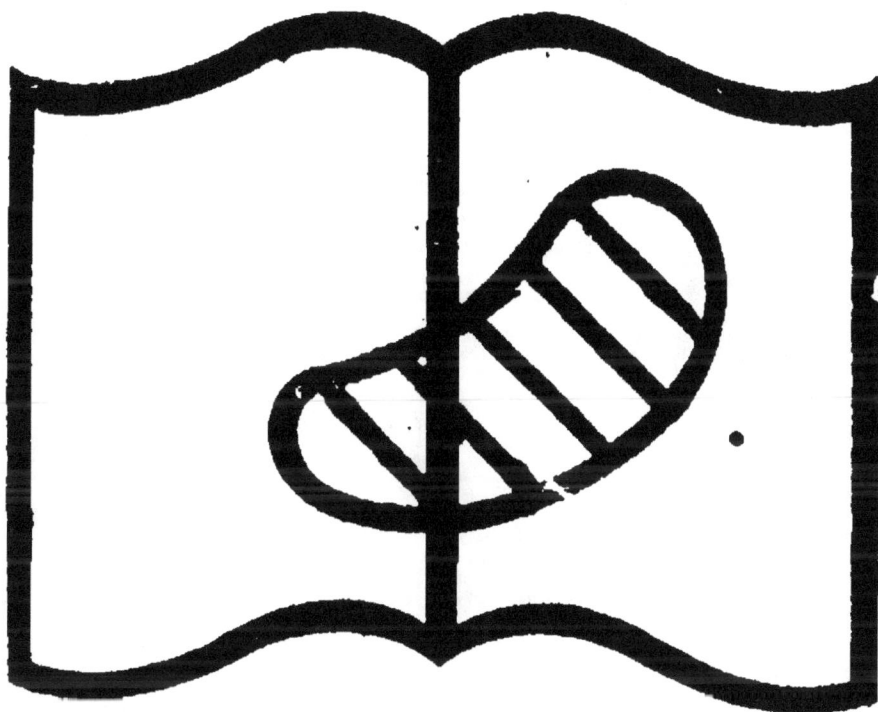

Illisibilité partielle

Supplément

Merci, Monsieur le Docteur, de ce que vous avez fait pour notre enfant ; comme je vous l'ai dit, je vais vous faire connaître le plus que je pourrai aux personnes qui sont atteintes de cette malheureuse maladie, et de celles que vous traitez et qui sont dans votre livre.

Recevez, M. le Docteur, l'assurance de mon profond respect.

Je suis votre tout dévoué serviteur.

BOULONGUE-URBAIN.

P.-S. — Notre médecin, le Docteur de Roye, vient de le visiter, il le trouve entièrement guéri.

Monsieur le Docteur,

Je vous autorise à publier dans vos brochures la guérison radicale d'une hernie dont notre enfant était atteint depuis l'âge de deux jours jusqu'à l'âge de quatorze mois, époque à laquelle nous avons commencé votre traitement.

En vingt-cinq jours sa hernie a disparu. Donc, j'engage toutes les personnes qui en seraient atteintes de se confier à M. le docteur de Ronval.

Je suis votre reconnaissant serviteur.

BOULONGUE-URBAIN.

Vu la légalisation de la signature du sieur Boulongue.

Le Maire,
PÉCHON.

Monsieur et honoré Confrère,

J'ai la satisfaction de vous dire que depuis que j'ai commencé votre traitement, mon état s'est amélioré de cent pour cent..., etc.

Docteur A. DUGAT,
Ancien médecin de l'Assistance publique,
Membre de la Société Météorologique de France, etc.
34, rue de Romainville, Paris.

Hydropisie

Monsieur le Docteur G. de Ronval,

Je vous remercie bien des fois de me sauver la vie, car sans vous, Monsieur, il y aurait longtemps que mes enfants seraient orphelins.

Comme reconnaissance je ne puis vous envoyer qu'un panier de poisson, ce qui vous fera plaisir, je l'espère.

Acceptez-le, je vous prie, de la part de votre malade, reconnaissante pour les bons soins que vous lui avez donnés.

Agréez, etc...

V⸃ᵉ PARENT,
45, rue de l'Amiral-Bruix, Boulogne-sur-Mer.

M. le Docteur G. de Ronval,

Vous avez fait d'un vieillard de 73 ans un homme de 60 ans. Tous mes organes fonctionnent bien, et cela grâce à votre médecine naturelle.

Je désire que cette lettre reste dans votre portefeuille particulier pour être montrée de main à la main aux malades sceptiques qui pourraient douter des effets surprenants qu'entraîne votre méthode nouvelle.

Le devoir m'y oblige.

Je forme le vœu, que je réaliserai de grand cœur si Dieu me prête vie, en m'accordant encore quelques années de grâce, de faire tout exprès le voyage de Paris pour serrer vos mains généreuses et bienfaisantes et vous exprimer de vive voix le trop-plein d'un cœur qui déborde de reconnaissance.

Je suis votre reconnaissant serviteur...

F. J.,
Officier retraité, chevalier de la Légion d'honneur.

P.-S. Faites de ma lettre avec les initiales seulement ce que vous voudrez, Monsieur et bien cher Docteur.

1ᵉʳ décembre 1893.

Docteur de Ronval,

... que ma femme suit vos ...
... enues et elle a très bon appétit, ...
... tre brochure à bien des gens, dans le ...

... est complètement guérie; si cette lettre vous ...

Négociant en gros,
à Palluau-sur-Ind.

... Je suis heureux et certifie de vous remercier du grand service et bienfait que vos Tisanes concentrées électro-Dynamiques jaune et verte, m'ont rendu. Il faut avoir fait ... les remèdes électriques de Monsieur le Docteur Ronval pour en reconnaître la vertu.

Depuis 18 mois que j'ai lu son livre je n'ai jamais cessé de le propager, je l'ai donné à lire à plus de cent personnes.

Les médicaments d'aujourd'hui sont pour mon gendre, il est atteint de douleurs rhumatismales d'une jambe.

... RAVE, MONSOT,
Garde-champêtre à I... (Côte-d'Or).

Monsieur le Docteur de Ronval,

Je vous remercie de vous ... à moi. Oui, je suis toujours bien portant, et jamais je ne me suis ressenti de ... hernie et mon varicocèle que vous m'avez si bien guéris.

Je me porte toujours comme un jeune homme, malgré mes quatre-vingts ans révolus, et je vous serai toujours reconnaissant.

Paris, janvier 1895.

Pierre RECOLLET,
1, rue des Poissonnières.

POITIERS. — TYP. OUDIN ET Cie.